三因司天方

审象握机思路与诊断要点

张 丽 编著

U0217204

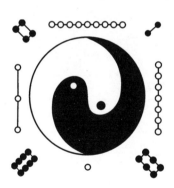

北京科学技术出版社

图书在版编目（CIP）数据

三因司天方：审象握机思路与诊断要点 / 张丽编著 . —
北京：北京科学技术出版社，2023.1
ISBN 978-7-5714-2535-7

Ⅰ.①三… Ⅱ.①张… Ⅲ.①运气（中医）Ⅳ.
① R226

中国版本图书馆 CIP 数据核字 (2022) 第 156607 号

策划编辑	刘　立
责任编辑	白世敬
责任印制	李　茗
封面设计	源画设计
出 版 人	曾庆宇
出版发行	北京科学技术出版社
社　　址	北京西直门南大街 16 号
邮政编码	100035
电　　话	0086-10-66135495（总编室）
	0086-10-66113227（发行部）
网　　址	www.bkydw.cn
印　　刷	三河市国新印装有限公司
开　　本	710 mm×1 000 mm　1/16
字　　数	104 千字
印　　张	9.75
版　　次	2023 年 1 月第 1 版
印　　次	2023 年 1 月第 1 次印刷

ISBN 978-7-5714-2535-7

定　　价：49.00 元

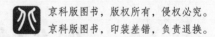

内容提要

　　三因司天方首见于宋代陈无择的《三因极一病证方论》，是针对不同的运气特点而设的方子。善用三因司天方治疗各种内伤、外感疾病是龙砂医家的绝技。但近代以来，随着五运六气成为中医学传承中最为薄弱的环节，三因司天方鲜用于临床。近年来，顾植山教授把这十六个三因司天方重新挖掘出来，带领龙砂医学流派弟子将之广泛应用于临床，取得了神奇的疗效。为了帮助广大中医工作者快速学会正确运用三因司天方，本书对运气思维进行了阐释，对三因司天方渊源、方义、运用思路和要点进行了挖掘、梳理及分析，并结合实际案例对审象握机思路进行了系统的讲解。本书是帮助广大中医工作者回归中医本色思路、快速提升临床疗效的难得的读物。

顾　序

　　五运六气是中医学探讨自然变化的周期性规律及其对人体健康和疾病影响的一门学说，是中华文明道法自然、整体观念的集中体现，也是"中医基本理论的基础和渊源"（方药中先生语），承载着中医学"天人合一"思想的核心内涵，是中医基本理论的根和魂。中医理论中处处都有五运六气，人们日用而不知。

　　由于历史的原因，运气学说长期受到严重误解，成为中医学中传承最为薄弱的部分，严重影响了中医药学的继承和发展，此前三因司天方的濒临失传就是一个典型例子。

　　三因司天方的十六首方，首载于南宋陈无择的《三因极一病证方论》，分列于"五运时气民病证治"和"六气时行民病证治"下，但不叫"三因司天方"。此十六首方是否为陈无择创制的呢？晚清名医王旭高云："运气证治方，载于《三因》书，系陈无择编辑，未知创自何人。"王旭高的讲法有一定道理，因为如此重要的方，未见陈无择论述制方思路，也未见陈无择记载临床应用，陈无择之传人王硕的《易简方》中也未提及。陈氏之后，元代著名学者吴澄等提出质疑，认为"将各年病候及治方预先排定，让人到了某一年，就千篇一律地都用同一个方去治病，岂不误人！"十六方遂被束之高阁，尘封千年。

发源于江苏江阴的龙砂医学姜氏世医独具慧眼，传承并应用了三因司天方。清代乾嘉时期医家缪问云："见吾邑姜体乾先生治病神效，读其方必多至二十余品，心窃非之。然人所不能措手者，投剂辄效，殊难窥其底蕴也。后登堂造请，乃出宋板陈无择三因司天方以示。"此为"三因司天方"名之始见。缪问对运气十六方详加阐释，著成一书，名《司天方论》，也名《三因司天方》。对"三因司天方"的名称，缪问有言："代有哲人，论及司天，皆无所发明致治之理，使学者不欲卒读。……滑伯仁云：不通五运六气，遍检方书何济？其推重司天，不慕重耶！"可见其所言之"司天"是泛指五运六气，而不是司天在泉的司天。姜健和缪问讲的"三因"，也不是陈无择《三因极一病证方论》里的三因。陈无择讲的"三因"，承继了《金匮要略》"千般疢难，不越三条"的"三因"说，实指内因、外因及不内不外因三种致病原因；而姜健和缪问讲的"三因司天方"，原意可能是指《三因极一病证方论》中的司天方，基于他们给予"司天"的特殊概念，我们理解为他们称司天、司人与司病证为"三因"，"三因司天"是一种司天、司人、司病证相配合的整体思维模式。

笔者缘于家母亲炙于龙砂医家薛文元先生，故对龙砂医家推崇的五运六气之学和三因司天方笃信不疑。早年临床应用尚无把握时，笔者尝把司天方作为备用，屡获奇效后，感歉如此好的方竟未得到后世重视。因而，笔者后来在国家中医药管理局的中医学术流派传承项目龙砂医学流派的传承工作中着意推广此十六方。令人欣喜的是，学用者多有取得意外神效的感慨。近年来，《中国中医药报》的《五运六气临床应用》专栏报道了全国各地医者应用三因司天方的大量验案。如今，三因司天方已然成为中医临床热门方剂。

《黄帝内经》指出：运气有常有变，有"胜气""复气"，有"至而未至""未至而至"，有"至而太过""至而不及"等变数，所谓"时有常位而气无必也"。五运六气的临床应用，"不以数推，以象之谓也"。这里所讲的象，不能局限于病人的证象，应综合天、人、邪三个方面，司天、司人、司病证。故三因司天方的应用，绝非质疑者所谓"将各年病候及治方预先排定，让人到了某一年，就千篇一律地都用同一个方去治病"这样简单，而是需要注重多因子的综合和动态变化。三因司天十六方提供的仅仅是针对常见运气格局的十六个组方思路。"金元四大家"之一的张从正有诗云："病如不是当年气，看与何年运气同。只向某年求治法，方知都在《至真》中。"至于有些人刻板教条，不知道结合实际情况灵活运用运气原理，那就是应用者的问题了。

2017 年 12 月，北京市中医管理局为培养五运六气人才，立项"北京首批薄弱环节（五运六气）人才项目"，在全市中医临床单位遴选了 29 位骨干，委托国家中医药管理局龙砂医学流派传承工作室带教培训，北京中西医结合医院针灸科的张丽大夫就是其中一位。张丽在学习中迅速脱颖而出，不仅在临床诊疗能力上突飞猛进，而且很快成长为五运六气教学的优秀师资。

据我所知，在学习五运六气之前，张丽作为一名针灸科医生，临床工作以针灸为主，很少使用中药；学习五运六气后，她很快能使用三因司天方诊治各科疾病甚至疑难杂症，实现了对开方用中药从短板到擅长的飞跃，在思维模式上则实现了回归经典。张丽将《黄帝内经》理论与三因司天方的临床诊疗结合，对三因司天方有了深入的认识，多次在龙砂医学流派举办的五运六气学习班中做三因司天方临床应用的专题讲座，深受广大学员、同道的欢迎与推崇。短短几年，张丽已经成长为龙砂医学流派的主要传承人培养对象，并通过了考核，成为全国五运六气教学的优秀师资。她的成长源于其奉行"简单、自信、听话、照办"的学习准则，不怀疑、不犹豫、不纠结，坦荡自信，大胆实践，并能深入学习理论，体悟五运六气和三因司天方的原理，实现从术向道的升华。

现在，张丽大夫将其学习三因司天方的心得和临床应用的经验整理成书，将十六首三因司天方逐一用《黄帝内经》有关条文解析，并结合临床医案介绍每一首三因司天方审象握机的方法和临床诊疗要点，思路清晰，指导性强，所附医案真实可信，引人入胜，对临床医生学用三因司天方及五运六气必多裨益，故乐于推荐给大家。

顾植山

壬寅年季秋于合肥

前　言

在跟随顾植山老师学习五运六气后，我才知道了针对不同运气特点的十六个三因司天方的存在。跟诊时，看到老师审察病机、灵活运用这些三因司天方，以及那些用了三因司天方后病人喜获奇效的幸福面容，我对这些看似简单的药物组合充满了好奇。于是，我夜以继日地背诵这些方，并自编口诀，同时参看缪问的方解，然后似懂非懂地在跟诊时尽量跟紧老师的思路，仔细聆听老师的问诊内容，努力去理解其内涵。回来后，我照猫画虎使用当年的三因司天方，其疗效之好出乎意料，真如《灵枢·九针十二原》所说的"犹拔刺也，犹雪污也，犹解结也，犹决闭也"，每每让我惊叹！

但是，在临床中我发现，并不是所有病人都适合用当年的司天方治疗。其实，我在最初选用当年的司天方时，是没有清晰的思路的。于是，带着疑问，我不断跟诊，并跟着老师到各地的培训班听课学习。当听老师反复强调"以象之谓也""五象结合"时，我知道了这便是辨机选方的思路。

所谓"以象之谓也""五象结合"，就是通过观察分析天象、气象、物象，以及人的证象、脉象五象，来辨天、辨人、辨病证，进而审定病机。这就要回归到中医的根本——阴阳五行，要从三阴三阳和五行的角度去了解自然与人。有思路、有想法后，回归到

《黄帝内经·素问》中的运气七篇，我才发现古人早已将自然的规律总结、记录了下来。结合《素问·气交变大论》《素问·五常政大论》《素问·六元正纪大论》等来了解和观察不同岁运、六气司天在泉时的气象、物象特点，结合临床所见的病证、脉象特点，抽丝剥茧，我竟然也能够迅速发现其中的相关性，使病机自现，然后再随病机选方，胸有成竹地静候病人反馈佳音！

通过这一系列的学习、思考、应用与总结，我逐步整理出了三因司天方的审象握机思路和方法，临床诊疗速度和疗效都得到了迅速提高。

基于顾植山老师对三因司天方的挖掘应用和推广，越来越多的中医同道希望了解和应用三因司天方。鉴于此，我将这十六个方的运气和病脉特点、方义、诊断要点逐一归纳总结，并结合临床案例对审象握机思路进行剖析，形成了本书。

本书分为五章。第一章从运气思维及三因司天方内涵、溯源入手，介绍三因司天方的出处、意义和审象握机的思路，同时介绍运气思维指导下的三因司天方脉象特点。第二章、第三章则分别介绍十个运方和六个气方。每个方下，首先，基于《黄帝内经》运气篇章中的条文，以朴实易懂的语言介绍该运或气之年的天象、气象、物象、民病特点，以及近年来该运或气时的实际自然现象，并通过这些来剖析不同运、气时自然的天象、气象、物象特点，再结合一些临证所见，分析身处自然气交的人的证象、脉象特点。其次，介绍方药，方药以陈无择所记录者为准，方义的阐释则是以《神农本草经》《珍珠囊》《司天方论》为依据。再次，从辨病证、辨人、辨天三个层次归纳总结每个方的诊断要点，并通过具体案例分析临证之时的审象握机思路。第四章介绍不同情况下三因司天方的灵活应用，如非当年司天方的选用思路、司天方的灵活加减，以及司天方的合用等。第五章介绍了三因司天方在膏滋方中的应用。

希望本书的出版对诸位同道学习运用三因司天方有所帮助！不足之处，敬请各位同道指正。

本书成稿之际，得到了顾植山老师耐心而细致的指导，在此深表感谢！感恩老师的教诲与帮助！

张丽

2022 年 10 月

目　录

第一章 运气思维指导下的 三因司天方

　　《黄帝内经》的运气七篇详细论述了天地阴阳五行的动态变化规律，形气感召而化生万物的天地之道，五运太过、不及之年和不同六气司天之年的运气特点，以及身处天地气交之间的万事万物会随着这些自然规律的变化而呈现的相应的象，突出了五运六气律的重要性及内涵。正因为自然界的运气变化会对人产生影响，所以在临床诊疗中，运气思维不可或缺，而三因司天方即是在运气思维指导下形成的十六个方。由于各种原因，近现代以来这些方鲜用于临床。近年来，顾植山老师把这十六个方重新挖掘出来，带领龙砂医学流派弟子将之广泛应用于临床，取得了神奇的疗效，也让我们的思路找回了中医本色。所以，对运气思维进行阐释，对三因司天方的渊源、方义、运用思路和要点进行挖掘、梳理或分析是有必要的。

一、运气思维

　　所谓运气思维，就是了解和应用自然中万物动态变化规律的思维，即五运六气律思维。

（一）五运

五运是什么？五运就是五行，是自然界中存在的动态变化规律，即生、长、化、收、藏。古人观察自然界的万物变化，在这些变化的现象中发现了生、长、化、收、藏的共性规律。

例如，一年中，从冬至开始，太阳开，即阳气开始慢慢地升起来，这个时候它的力量是"生"；到夏季，阳气壮大到一定程度，它的力量是"长"；夏至到长夏，阳气开始"化"，它的力量是"化"；到秋季，阳气开始收降，它的力量是"收"；到冬天，阳气就"藏"了起来，那么它的力量就是"藏"。万事万物都遵循着这样的动态变化规律。比如，植物在春季发芽，夏季枝叶茂盛，长夏硕果累累，秋季树叶飘落，冬季沉睡，就是生、长、化、收、藏的过程。人也不例外，人的生、长、壮、老、已也是一个生、长、化、收、藏的过程。

古人在生、长、化、收、藏五种动态变化规律的基础上，总结出了五行思想。五行也称为五运，生、长、化、收、藏是五行的本意，古人在五行本意的基础上，用木、火、土、金、水来表达五行思想。也就是说，木、火、土、金、水是用来代表和表达五行思想的五种符号。

古人发现，每年都有生、长、化、收、藏五气更立的过程，就用木、火、土、金、水来表达这样的一个五运相袭的过程。在此基础之上，古人又发现每一年的岁运不是一成不变的，年与年之间的岁运也有五行的更迭过程，进而总结归纳出了每年的岁运特点，并结合五运的太过与不及，又总结出了十个岁运，并且用天干来推演这十个岁运，表达逐年不同的岁运特点。在每个岁运，自然界的天象、气象、物象，以及人的证象、脉象都会呈现出跟岁运特点相关的表现。例如，2021年是辛丑年，辛年的岁运是水运不及，又称少羽运。有这样的岁运之时，自然和人多表现出寒湿偏重，风气时起，又有一定郁火烦扰。针对少羽运，有相应的三因司天方五味子汤，这在后文有具体介绍。

总之，古人通过观察自然界的动态变化，发现了五气更立的动态变化规律，进而总结归纳出逐年不同的五气更立特点，用木、火、土、金、水五行作为代表符号，用十天干作为推演工具，具体表达每一年的岁运特点，这就是五运。

（二）六气

运气思维还包括对阴阳动态变化规律的理解。根据《素问·天元纪大论》所述，寒暑燥湿风火是天的阴阳变化，三阴三阳上奉之。三阴三阳就是我们通常讲的六气。由于在天之阴阳不好观察与把握，古人就通过观察总结在地的阴阳变化规律来了解世界。在地的阴阳表现形式虽然多样，但都离不开阴阳的动态变化，离不开生、长、化、收、藏的变化规律。有人可能会问，五运不就是阴阳在地的表现形式吗？还需要去了解六气吗？事实上，自然界不但存在在地的生、长、化、收、藏的阴阳运动变化规律，还存在在天的三阴三阳动态变化规律，在天为气，在地为形，形气相感，才能化生万物。阴阳是万物变化的根本、规律，六气、五运是阴阳分别在天、地的两种表现形式。将六气与五行相结合，才能更全面地了解自然与人。

阴阳动态变化的基本图式是太极图，结合顾氏三阴三阳太极时相图（一）来看，在一年之中，冬至一阳生，从冬至开始，太阳开，然后阳进阴退，阳气由衰到盛，之后在两阴交尽之际出厥阴，然后风从火化，阳气继续壮大到少阳，进而在夏至转枢；之后太阴开，进入阴长阳消的状态，借助阳明阖的力量，归到冬至的北方坎位，阳气在这里以精的形式储藏，待来年进行新一轮的阳气生发。阴阳的动态变化实际上是一个阳气由衰到盛，转枢之后再由盛到衰，然后接着再转枢，再由衰到盛这样一个动态变化、环流不息的过程。在这个过程中，阳气由衰到盛，自然而然伴随着阴气的由盛到衰；阳气由盛到衰，自然而然伴随着阴气的由衰到盛。所以阴阳的动态变化，是一个相对的过程、动态的过程。

在这个过程中，由于开阖枢的作用，阴阳呈现出了六种气化状态，即太阳、少阳、阳明、太阴、少阴、厥阴，这就是我们所说的六气。每年六气司天在泉不同，就呈现不同的自然界天象、气象、物象，和人的证象、脉象特点，这就是运气思维中有关六气的变化规律内容。

运气思维突出了五运六气思想的重要性，是中医的核心内容，是将人放之自然之中，观察人的证象、脉象的同时，还要观察自然的天象、气象、物象规律，总结归纳自然的规律与人的规律是否和谐，如果不和谐，就想办法予以调整，体现了"天人合一"的思想。

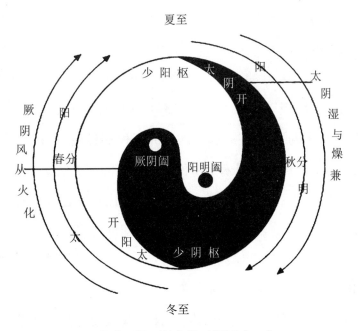

顾氏三阴三阳太极时相图（一）

了解天与人的变化规律特点，就可以用三因司天方来调整天人之间的不和谐，这就是运气思维指导三因司天方应用的依据。

二、三因司天方渊源

三因司天方是针对不同的运气特点而设置的十六个方，其中包含五运十方和六气六方。三因司天方从有记载以来，鲜有医家应用、阐发，有据可查的，则多见于龙砂医家的医籍。近代以来，由于种种原因，五运六气成为中医学传承中最为薄弱的环节，运气学说指导下的三因司天方自然也难逃被尘封的厄运。近年来，随着以顾植山教授为代表的龙砂医学流派的大力推广，三因司天方的应用受到广大中医工作者的关注。

追溯三因司天方的出处，现存最早记录这十六首方的是宋代陈无择的《三因极一病证方论》，在该书中，这十六个方分别叫作"五运时气民病证治十方"和"六气时行民病证治六方"。该书虽然记载了这十六首方，但未记录使用这些方的相关医案，陈无择也未将其命名为"三因司天方"。龙砂医家王旭高指出："运气证治方，载于《三因书》，系陈无择编辑，未知创自何人。"

直至清代，龙砂医家缪问感叹古人有司天运气之说，却没有撰方相应。后来，他发现同乡姜健（龙砂医家姜家世家第四代传人）临证选方用药多与众不同，且投剂辄效，甚为叹服，故而登门拜访。姜健出示了其所用的十六首方，也就是陈无择《三因极一病证方论》记载的十六首方，姜健称这十六首方为"三因司天方"。

缪问抄录全本，反复揣摩后绘图作论，并逐一注解，而成《司天方论》。姜家后人也有缪问注解的司天方手抄本传世，可见，在姜健之后，姜家仍在继续传承、应用三因司天方。

近代，三因司天方的应用鲜有记载。

直至现代，龙砂医学流派代表性传承人顾植山教授秉承古训，大力挖掘、整理、推广五运六气学说，将三因司天方重新推向了临床。大量成功应用的案例，使三因司天方再放光彩，惠及后学。

三、三因司天方之名释义

1."三因"之义

据现有记载，清代龙砂医家姜健首称十六方为"三因司天方"，那么，姜健为何称之为"三因"？最简单的解释可能是因为这十六方出自陈无择的《三因极一病证方论》，陈无择论三因为内因、外因、不内不外因，姜健取"三因"之意可能即同此三因。

但龙砂医家顾植山教授探究古今，认为"天、人、邪"当为临证三因。病人就诊时所呈现的主证、兼证、夹杂证，既可以反映所受之邪性质，也可以反映患病之人的平素体质，同时也反映天人之间不同步、不和谐的因素。分析病人的临床表现，就是辨病证；结合病人平素表现，分析其出生时运气特点对人的影响，就是辨人；分析病人发病或就诊时的运气特点及其对病人的影响，就是辨天。所以，在临床中，要以中医学的整体观为宗旨，辨天、辨人、辨病证。这种司天、司人、司病证的过程，就是天人合一思想的体现。由此可见，三因司天方以天、人、邪为三因，才符合运气思维。

2."司天"之义

三因司天方的"司天"有狭义与广义之分，狭义的司天指五运六气的"司天、在泉"之"司天"。广义的司天是指临证时要司五运六气，了解在天之三阴三阳和在地之生、长、化、收、藏所呈现的动态变化规律，了解自然的德化政令对处于天地气交之间的人的影响。

三因司天方之名，意在从天、人、邪三个层次分析病症。"顺天以察运，因变以求气"，临床诊疗中不仅要了解病证及患病的人的体质特点，还要"必先岁气，勿伐天和"。

四、十六首三因司天方是十六个套路

《陈无择医学全书》中的《三因司天方·跋》有这样一段记载，有人问"司天十六方，板方也。病变百出，而仅寥寥数方，统治多病，毋乃嫌其隘乎？"也就是说，有人质疑说，这寥寥十几个方，哪能治得了那么多病呢？跋的作者严昌是这样解释的："子未读《内经》耶！司天在泉，《内经》另为立说，专治气交之病，其教人致治之法……人理深谈，是不可以多寡计也。"也就是说，他读《黄帝内经》，发现其中的运气七篇，再加上遗失的两篇，是专门论述司天在泉运气内容的。人处于天地气交之间，受天之气、地之味的影响，所以治病时要结合天地，采用天人合一的思想去治疗，在这个思想指导下，选用这十六个方。三因司天方是专门治疗处于天地气交之间的人得的病证的。采用三因司天方治疗疾病，至理深微，是不可以多寡计的，它讲的是道，教给人的是致治之"法"。所以从大的层面讲，十六个三因司天方是道的层面的"天人合一"的指导思想，是运气思维指导临床的诊疗模式或套路。而且，在运气思维的指导下，临床所用的方子并不仅限于三因司天方，还有经方和时方。所以，十六个三因司天方不是十六个板方，而是十六个套路。

人处于天地气交的状态下，所以我们通过调天人合一来治病。十六个三因司天方针对的不是病，而是运气病机，所以，十六个三因司天方可以治疗的疾病范围很广。运气病机抓准了，就可以应用十六个三因司天方应对千变万化的病，达到异病同治、见病不治病而病自愈的目的。虽然十六个三因司天方是针对不同运气特点而设，但是如果病人表现出的象与当年的象不符，就要看他表现的是哪一年的象，然后采用那一年的司天方治疗，正如张从正所言："病如不是当年气，看与何年运气同。只向某年求治法，方知都在《至真》中。"如我曾经治疗过一位口腔溃疡病人，他是戊戌年（2018 年）就诊的，但他表现出来的象是丑未年的，所以我就用丑未年的司天方备化汤为他治疗，将他多年未愈的口腔溃疡治愈了。

五、运气思维下的六部寸口脉释义

在学习运气思维以后，对脉象的理解就不同于我们平常所理解的简单的左脉心肝肾、右脉肺脾肾（命门）的脉候脏腑了。陈无择在《三因极一病证方论》序言里说："脉为医门之先，虽流注一身，其理微妙，广大配天地，变化合阴阳。"讲明了脉象反映的是天地、阴阳，而非仅反映脏腑。当然，脉象与脏腑也有相关性，但是脉象更广的意义在于配天地阴阳，反映天地之气。所以脉象应的是天地之气。

通过在临床上的慢慢观察，我发现在很多情况下，脉象首先反映出天象的变化，比如说气温降下来了，晚上要下雪了，脉自然就会沉下来，不会那么弦。

那么，从运气思维角度理解寸口六部脉，其意义与常规认识有何不同呢？刘完素在《新刊图解素问要旨论·六气脉出现图》中指出："然此之六脉，是为岁中六步主位之脉也。"寸口六部脉，反映的是六步主位之脉，是阴阳动态变化而成的三阴三阳六种气化状态。刘完素还指出："左手为阳……右手为阴。"我们可以结合顾氏三阴三阳太极时相图（二）来理解寸口六部脉与六步主气的动态变化意义。阳气始于子，从顾氏三阴三阳太极时相图（二）来看，北方坎位为冬至，冬至之后一阳生，进入太阳开阶段；左手为阳，左手尺脉作为一轮阴阳动态变化的开始，对应太阳寒水脉。水生木，太阳开后，阳进阴退，两阴交尽，阳气出厥阴；左尺之上，左关为厥阴风木脉。继续向上，木生火；藏在北方坎位的君火以精的形式储存，所以在坎位不能显现其火热之象，须经过前面的太阳开、出厥阴、精化气，少阴君火的热象才能显现。所以，在左尺太阳寒水、左关厥阴风木之后，就是左寸少阴君火。君火显现后阳气进一步壮大，风从火化，到少阳相火之后进入转枢。少阳相火脉在什么位置？结合刘完素所讲，右手为阴，阴气始于午，而君火在上，相火在下，所以少阳相火应于右尺。火生土，少阳相火转枢，夏至之后太阴开，故右尺少阳相火之后为右关太阴湿土脉。土生金，且太阴开之后阳明阖降，经右关太阴湿土之后，到右寸阳明燥金脉。下一步金生水，又折回左尺太阳寒水脉。六部脉如此周而复始，应六步主气，也是六种气化状态。

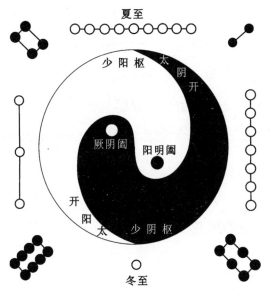

顾氏三阴三阳太极时相图（二）

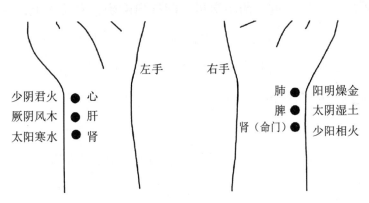

寸口六部脉与六步主气图

　　然而，刘完素又指出："气有主客，脉亦有主客也。"所以，寸口六部脉既可反映六步主气，也可反映六步客气；既可反映天的运气特点，也可反映人的体质特点，同时也反映人的病证特点。六部脉是天人关系的综合体现，是天人相应的窗口。顾老师常讲"春江水暖鸭先知，运气变化脉先知"。脉象的变化常常早于气象、物象、证象的变化，通过诊脉，可以握先机。临证之时，需综合分析，体会脉象反映的阴阳五行特点，总结运气病机。在第二章每个三因司天方的具体应用部分，都会介绍不同运气特点可能呈现的寸口六部脉特点。

六、审象握机思路与要点

《素问·至真要大论》云"审察病机，无失气宜"，强调了审察病机和岁气的重要性。运气思维指导临床的关键点就是审象握机。所谓"审象"即察象、辨象。前面我们已经介绍了五象，即自然的天象、气象、物象，和人的证象、脉象。审象就是要审察、分析这五象，进而总结病机，然后随病机选方用药。选用三因司天方所遵循的也是这样的思维模式，可分为辨天、辨人、辨病证三个层次。

临证之时，首先望闻问切，采集病人的症状，归纳总结，辨六经，归五行，这是辨病证的过程。在此基础上还需辨人，根据病人平素的表现，结合其出生时的运气特点，分析其现有体质特点是否符合出生时的运气特点。如果病人平素体质特点与出生时运气特点相关，那抓病机之时就要考虑病人出生时的运气因素。辨病证、辨人之后，还需要进一步辨天，分析病人发病和就诊时的运气特点对病人症状的形成是否有影响。例如，病人出生于辛年，平素表现为怕冷、手足凉、腰酸腿软，那就可以判断出他出生时的辛年水运不及对他的影响仍然存在。现在又在辛年来就诊，发病也在当年，那么辨病证、辨人、辨天都指向辛年水不及，病机明确，随病机选用五味子汤治疗即可。

审象握机，一要审病人就诊时的证象、脉象，二要审病人出生时的运气特点是否与现有证象、脉象相关，三要审发病、就诊时的五象是否与病人的证象、脉象相关。审象握机并不是将病人出生时、发病时、就诊时的运气格局组合起来数推一个结果，而是以病人临床证象、脉象为基础，与这些运气格局的特点进行比较，寻找相关性，进而找出引起病人临床症状的病机。运气病机抓准了，选定合适的三因司天方、经方或时方就是水到渠成的事了。

第二章 五运时气民病证治
十方诊断要点与应用

　　《素问·天元纪大论》曰："夫五运阴阳者，天地之道也，万物之纲纪。"陈无择指出，五运六气，是天地阴阳运行升降之常道。天地之道，可以用五运六气律来概括。其中五运各有太过、不及，故相应的司天方共有十方。

　　关于五运十方的排序，陈无择按照五运太过方和五运不及方排列，这符合《素问·气交变大论》的排序。缪问注解的三因司天方则是根据天干顺序排序，因便于记忆，后世亦多按此排序。然而，分列五运太过、不及，更能体现运气思维特点，故本书谨遵陈无择之排序。

第一节 五运太过方

一、六壬年苓术汤

（一）六壬年运气、病脉特点

六壬年，为太角运，岁木太过，发生之纪。天象特点为岁星（即木星）明亮。当复气金气来时，则相应的太白星（即金星）明亮。有关星象的描述，本书仅是呈现《黄帝内经》中对不同运、气时的星象的描述，后世少有临证之时关于星象的观察、运用，所以不必拘泥于此。六壬年气象特点为风气流行，大风时起；风太过，不务德，则金气来复，金主肃降，就可能出现气温清凉。这一年的物候特点为生气独治、万物欣荣、枝叶条舒。风气太过，则在上的云物飞动，在下的草木不宁，甚至枝叶摇落，振拉摧拔。风木太过乘克脾土，还会呈现化气不足的情况，表现为果实稀少。收降之金气来复，则会肃杀之气盛，草木凋零。并非每个壬年都表现出上述气象、物候特点，正如2022年（壬寅年）初，并未表现为大风时起，也未表现出生气独治之象，自然界树木绿叶的生长速度也偏慢，生长出来的绿叶也可见焦黄之色，在南方一些地方，本该秋季盛开的桂花，在春季即盛开，大自然表现出了春行秋令之象。

这样的运气特点，万物应之，人亦由之。风气流行，则脾土受邪，人们会出现腹泻、食欲差、肠鸣甚至呕吐，身体沉重懊侬。肝风内动，则会暴躁善怒、血压飙升、眩晕、癫痫、胁痛、呕吐等。金气来复，金克木，则邪气伤肝。如司天之气为火热之性，如壬寅、壬申、壬子、壬午，火为木之子，子居母之上，以下临上，为逆，容易出现吐利之症。

六壬年，木运太过，则厥阴风木之象著，故可有左关弦。然六部脉不仅体现五运、主客气，尚可体现病人体质特点，故而不可以一概全。

然而，2022 年（壬寅年）初，并未表现出上述肝木太过之象，临床反而屡见需要使用补肝汤的肝虚之象，临证表现为日间困乏、左脉沉等。分析其原因，乃丁酉年升降失常之后的肝虚仍未恢复之故。

（二）苓术汤方义

组成：白茯苓　白术　厚朴^{姜汁制炒}　青皮　干姜^炮　半夏^{汤泡去滑}草果^{去皮}　甘草^炙^{各等分}

煎服法：上锉散，每服四钱，水盏半，姜三片，枣两枚，煎七分，去滓，食前服之。

六壬年肝木太过，乘克脾土。见肝之病，当先实脾。方中白术味苦、甘，可升可降，除湿强脾；甘草味甘，炙用则健脾胃和中。白术、甘草合用可以补脾土本脏。脾喜燥而恶湿，茯苓、半夏合用，可以利湿和脾胃。其中茯苓味甘，淡渗利湿，又益气和中；半夏味辛，除湿和脾胃。脾主运化，脾能升清，故佐以草果、厚朴，二药辛香消滞，助脾升清、运化。炮姜可以醒脾，姜、枣调营益卫。炮姜、姜、枣共治中焦。青皮酸以泻肝，甘草甘以缓肝，二者合用共制风木的淫胜。炮姜焦苦，又可以制金的来复。

综观全方，以抑木培土为治则。肝脾同调，又防金之来复，防治结合，丝丝入扣。六壬年肝木太过，然而，方中治疗重点在中焦，而不是以制太过的木气为主，似乎令人不解。《素问·气交变大论》曰："岁木太过，风气流行，脾土受邪。"可见，文中强调的是木气太过，自然界会有风气偏胜、生气独治、化气不政的表现，但在人体所表现出来的主要是腹泻等脾受邪的症状。而我们在临床中遇到的病例之表现也确实如此。所以，苓术汤用药主要从脾土中焦入手。另外，值得注意的是，一部分壬年出生的人，可能主要表现为便溏，而且一般排便比较急迫，晨起排便尤为明显，此时病人的脉是弦脉，腹泻之象非五更泻之虚象，与甲己之岁或巳亥之岁的腹泻大不相同，可能为六壬年木气太过、乘克脾土之势强劲之故。《素问·气交变大论》同时讲道："甚则忽忽善怒，眩冒巅疾……反胁痛而吐甚。"可见，六壬年木气盛到一定程度，人可能腹泻，也可能有头晕目眩的风象，还可能有肝气犯胃，胃失和降的呕吐，或者反酸、呃逆等，如遇少阴君火司天或少阳相火司天时，吐利更明显，这些信息在临床诊疗中值得关注。笔者在临床中就曾遇到这样一个典型病例。一位生于1992年（壬申年）的男性病人，因为头晕在巳亥年来诊。问病史得知他平素便溏，时有两胁胀痛，脉弦，左关弦甚。我问他是不是每天早上起床排便都很急迫，他很诧异地看着我说："您怎么知道的？"我说："您的脉象告诉我的。"于是，我就用苓术汤为其治疗。病人的眩晕、便溏、胁痛症状同时得到了控制。该病人的症状与就诊时为己亥年也有一定关系。己亥年岁运为土运不及，在脾土本身不足的情况下，又逢亥年，亥年是厥阴风木司天，故脾土受邪，肝木乘克较明显，与六壬年的运气特点相符，表现出了典型的六壬年的病证、脉证特点。当然，亥年厥阴风木司天，同时还有少阳相火在泉，所以，这位病人同时还有眠浅早醒的症状。使用苓术汤后，病人脾土得固，肝木得制，自然不会出现风从火化之象，所以睡眠也就好了。

（三）运用苓术汤方诊断要点

苓术汤是针对六壬年木运太过而设，运用苓术汤的诊断要点有哪些呢？运用苓术汤的诊断要点要分辨病证、辨人、辨天三个层次。辨病证可看病人是否有腹胀、肠鸣、腹泻、体重烦冤这类肝木太过乘克脾土的症状，或者眩晕、易怒、癫痫、颤证等风木太过之象。辨人则要看病人平素是否有这些脾胃症状和肝风内动的表现，了解病人是否出生于壬、己年或巳、亥岁，这些年的运气特点都与木土有关。辨天则是看病人发病或就诊时是否也是在上述的与木土相关的年份。最后要看脉象是否偏弦。如果临床表现、出生时的运气特点、发病或就诊时的运气特点，以及脉象都体现肝木乘克脾土的特点，那么就可以选用苓术汤。

（四）临床应用

梁某，男性，出生于1962年3月30日，2021年12月22日初诊。

临床表现　肠鸣、便溏、排气多1周。病人近1周时有肠鸣，排气多，大便晨起2次，中午1次，均不成形，而且晨起如厕急迫。晚上口干，需饮水。纳可，眠欠佳，易醒，多于4点醒，可再入睡。平素易便溏，进食不当或受凉则便溏。舌淡红，稍胖，轻度齿痕，苔薄稍腻，脉弦。

审象握机思路　辨病证：病人就诊时表现为肠鸣、便溏、排气多，且晨起大便急迫，为肝木乘克脾土之象，脉弦也支持风木之象。辨人：病人出生于壬寅年，平素易便溏，可见其体质仍受出生时运气特点影响。辨天：就诊之时为辛丑年终之气，北京地区时有大风预警，与太阴湿土司天、土湿太过、木气来复有关。同时，就诊时间接近气交，来年壬寅年为气化运行先天之年，病人可能为因感受来年之木气而发病。天、人、邪相结合，辨病证、辨人、辨天，该病人之病属木太过乘克脾土，故而选用苓术汤。

处方：云茯苓15g，炒于术20g，煨草果6g^{后下}，川厚朴6g，炒甘草10g，炮姜片6g，法半夏10g，生姜片10g，大红枣10g^擘，小青皮6g。

服用上方7剂后，病人腹胀、肠鸣消，大便成形，每日2次，且睡眠也改善了，每晨6点方醒。

补充分析　病人出生于壬寅年，就诊时睡眠差，早醒，但可再入睡，可见少阳相火之象较轻，虽出生于寅年，也不必选用寅申年少阳相火司天、厥阴风木在泉的升明汤。根据病人的证象、脉象和出生时（壬年）的运气特点，抓住主要运气病机，从抑木扶土入手，补脾、运脾、泻肝，肝得疏泄，胆火自然得消，所以睡眠随之改善。

《三因极一病证方论》中所记载司天方，均锉散煎汤，且书中所选其他方均为散剂或丸剂，可能是受宋朝炼丹盛行影响所致。陈无择所记录的司天方，各味药均为等分，用散剂，加姜枣水煎，目前临床使用时直接用饮片水煎，而且剂量可根据病情做相应调整，下文之司天方应用均同此，不再赘言说明。

二、六戊年麦门冬汤

（一）六戊年运气、病脉特点

六戊年，为太徵运，岁火太过，赫曦之纪。天象特点为荧惑星（即火星）明亮。复气水气来时，则相应的辰星（即水星）相对明亮。六戊年气象特点为炎暑流行，天气相对炎热。火亢刑金，金之子水气来复，水寒性凝，就会出现雨水霜寒。

那么，在火运太过之年，什么时间段容易出现水的复气？会有多强的复气？这都要看象，有一分胜气，就有一分复气。所以，医者要注意观察自然界气温的变化情况，当观察到气温升高明显，而且持续时间长，那么就要关注随之可能出现的水的复气。例如，2018年戊戌年，火运太过，又兼太阳寒水司天，太阴湿土在泉，寒湿合德，为气克运的天刑年，太阳寒水的司天之气，可以克制年运的火太过之势，所以有人认为这样的年份应该是平气年。然而，平气是方向，而非结果，这样的年是否是平气年，要看当年具体的象。事实上，2018年并非我们想象的气温变化相对平和，反而全年呈现寒热交争之势，北京地区 2018 年每月的气温都有很明显的波浪式起伏。而且这一年夏季出现了火郁发，水复之气随之而来。这年夏季 7 月底 8 月初，全国多地气温居高不下，且持续时间长，有的地方地面温度有 50 多度，可以煎熟鸡蛋。就连一向凉爽的东北地区，空调都变得紧俏，空调安装师傅严重不足。这样异常而且持续时间长的大范围高温，就不仅是火胜了，而是达到了火郁发的程度，所以随后的水复之气也就更明显，紧随其后的全国多地的强降雨也验证了这一点。这也告诉我们，干支推演只是工具，只是我们观察自然现象的参照，具体的运气要根据具体表现的象来判断。

六戊年物候特点为长气独明，植物生长很旺盛，但是收气不行，秋季的肃杀之气不明显，树叶落得相对晚。2019 年我去南宁参加会议时，当地的老师介绍说当地有一种常用于街道绿化的树，叫扁桃，结的果实像芒果，2018 年的时候扁桃结的果很多而且很大，常常掉下来砸到行人，而 2019 年结的果少且小，很少砸到路人。学习五运六气后，我开始关注自然现象，而且能明白这些现象形成的原因。2018 年火运太过，长气独胜，故植物生长旺盛；2019 年土运不足，化气不足，所以植物结果少而且小。可见，不同运气条件下，自然会呈现不同的象，我们只要仔细观察，便能有所发现。

火运太过，如遇少阴君火或者少阳相火司天年，即戊子、戊午、戊寅、戊申年，为天符之年，则不仅气温更高，而且火热炙烤，可致水泉干涸，甚至植物变焦或枯槁。火热更胜，则水气更易复。

火运太过之年，人会有什么表现？火热太过，首先肺金受邪，火热灼伤肺气，会出现少气、咳喘。肺与大肠相表里，火热灼伤血脉，向上会血溢，出现咳血、鼻衄等；向下则血泄，出现便血。热夹湿下注，则为注下。肺为水之上源，火灼伤肺，故咽喉干燥疼痛。《灵枢·本神》曰："心气虚则悲，实则笑不休。"火热太盛，可见喜笑不止。《素问·阴阳应象大论》曰："夏伤于暑，秋必痎疟。"火运太过，易发疟疾。肺为水之上源，火太过，则水源竭，肾主水，开窍于耳，故可见耳聋。手太阴肺经居胸中，手少阴心经起于心中，出属心系，也居胸中，所以火胜之时，人会胸中痛，对应胸背肩胛痛。手少阴心经从腋下出，循手臂内侧后缘，故心气太过，会有胁痛、胸胁胀、两臂内侧疼痛。内热盛，会见到身热骨痛，甚至浸淫疮。当遇戊子、戊午、戊寅、戊申年时，火热更胜，则会出现谵妄狂躁、咳喘更甚；火性炎上，会出现息高不降，而且血溢、血泄也会严重，不易止血。太渊脉绝者，肺气绝，所以死不治。

六戊年，火灼金，右寸脉多弱而不静。火灼伤阳明燥金，故右寸脉弱。火扰内动，故脉不静。

（二）麦门冬汤方义

组成：麦冬^{去心} 白芷 半夏^{汤洗去滑} 竹叶 甘草^炙 钟乳粉 桑白皮 紫菀^{取茸} 人参^{各等分}

煎服法：上锉散，每服四钱，水盏半，姜两片，枣一枚，煎七分，去滓，食前服。

六戊年岁火太过，火灼金，肺金受烁，气阴俱伤，所以要气阴同补。方中用人参补气泻心火，张元素谓人参味苦甘，阳中微阴，可泻心火，短气可用；麦冬滋阴又降肺火，张元素谓麦门冬阳中微阴，治肺中伏火，强阴益精，二者合用，补气养阴又降火，抑火救金。《珍珠囊》中载桑白皮味甘性寒，可升可降，益元气不足而补虚劳，泻肺气有余而止咳嗽；紫菀味苦性温，气升味降，专制火刑金的咳逆上气。二者合用，共调肺气宣发与肃降，又可止血。白芷味辛性温，可升，为手太阴肺经引经药，又可散肺家风热。竹叶味苦性平，可升可降，可除风热，止喘促上气。半夏除痰湿，甘草补血养胃调中土，二者合用，既可养脾胃祛痰湿，又能培土生金，还可实土防水复。

通观全方，以抑火救金为法，兼顾中土，补母实子又防水复。方中治疗重点在滋肺金而不在清火，不用苦寒泻火之品，以防肺燥，又防伤脾胃。缪问唯独在麦门冬汤中强调肺脉微弱宜用，肺脉如沉数有力甚或浮洪滑疾不可用。顾植山老师认为，此方脉象特点为右寸脉弱但不静，因火灼伤肺气、肺阴，所以右寸脉弱；同时火太过扰动，所以右寸脉鼓动不静。

关于此方各药之量，陈无择所记录之方中各药等分，缪问之方则甘草五分、余各一钱。陈无择用姜两片、枣一枚，缪问用姜三片、枣二枚。陈无择用散剂，水煎之时加姜枣，缪问则未记录煎服法。顾植山老师使用司天方时多用饮片水煎，各药剂量根据具体病情而调整，不拘泥于等分与否。

（三）运用麦门冬汤方诊断要点

麦门冬汤乃为六戊年火运太过而设，运用本方也需遵从辨病证、辨人、辨天三个层次。辨病证要看病人是否有咳喘、短气、便秘、口咽干燥疼痛等肺、大肠相关表现，甚至咳血、鼻衄、便血等表现，以及是否兼有胸背肩胛痛、胁痛、两臂内侧痛，身热骨蒸甚或疮疡等火热之象。辨人则要看病人平素之表现是否有便秘、干咳、身热、易生痤疮、疮疡等火热、肺受火灼之象，以及病人是否出生于戊年、癸年，或者逢少阴君火司天之年出生。辨天则要看病人就诊或发病是否在戊、癸年，或者少阴君火司天之年。此外，还需结合病人脉象，看其脉象是否存在右寸脉弱且不静。

平脉辨证也是临证抓手。例如，2019年9月4日，有一位许姓女病人，因尿潴留1周来就诊。该病人有些特殊，她在怀孕11周时因尿路感染导致排尿困难而留置导尿管，感染控制后，拔除尿管仍不能排尿，只能继续导尿，经人介绍前来就诊。病人右寸脉弱而不静，余脉滑疾。病人出生于1987年（丁卯年），就诊时右寸脉典型，同时有相应火灼金的表现：口干喜饮，黄痰，乏力，大便偏干，舌暗红，苔薄黄微燥，根部有裂纹，故而选用麦门冬汤。虽病人出生、就诊、发病均非戊年，但临证表现为火灼金之象，而且就诊时客气为君火，尿潴留前曾有肺部感染，这些可作为选用麦门冬汤依据，但选用麦门冬汤之关键还是平脉辨证。病人用药第二天就感觉自己可以控制排尿，拔除尿管后，能正常排尿。可见，三因司天方的应用，并不拘泥于某年用某方，关键在于抓病机。正如张从正所说："病如不是当年气，看与何年运气同。"以象之谓也。

（四）临床应用

邵某，女性，出生于1983年3月9日，2018年10月18日就诊。

临床表现　病人发热、咳嗽17天，发热多在15~21点明显，体温为38~39℃，就诊前2日开始发热甚，怕冷，每晚20点左右咳痰带血，同时胸闷气短。进食极少，大便干燥。舌暗红，苔黄燥，中间深裂纹。在某医院住院治疗，静脉滴注消炎药不能控制发热，经人介绍，家属带病人肺部CT报告（右下肺大片炎性病灶）、舌照来门诊就诊。

审象握机思路　辨病证：病人发热、咳血、气短均为火热灼金之象，且发热、咳血均在阳明欲解时段（阳明病欲解时在申、酉、戌时）。辨人：病人出生于癸年，火运不及也是火，病人平素大便干燥，为有阳明热。辨天：病人发病于戊戌年五之气，中运为火太过，五之气为少阴君火加临阳明燥金，求治时运气因素也为火灼金。司病证、司人、司天，综合分析，病人之病位在阳明，病机为火灼金，可用麦门冬汤。病人求治前2日开始发热甚，且发热前有明显怕冷，说明尚有表证，故加用葛根。

处方：剖麦冬30g，桑白皮15g，香白芷15g，法半夏12g，蜜紫菀15g，太子参15g，淡竹叶15g，炒甘草10g，生姜片9g，大红枣12g^擘，葛根15g。

服药第2天，病人体温下降，最高37.6℃，怕冷缓解，且未再咳血。3天后已无发热，进食明显改善，复查肺CT，结果显示右下肺大片炎症几乎全吸收。病人果断出院，再来门诊就诊，其脉右寸脉稍弱，此时火象已不显，右寸脉已无鼓动不静。续上方，去葛根，5剂，之后病人未再发热。

补充分析 此病人的临证表现为典型的火灼金，且有六经病欲解时为抓手，故审证握机更迅捷。综观全方，并无止血专用药，缪问注解指出，桑白皮、紫菀可止血，此方则是通过降气而达降火止血的作用，正如明代医家缪希雍的治血三法中所说的"宜降气，不宜降火"。黄煌老师曾指出，三黄泻心汤是经典止血方。胡希恕也指出，三黄泻心汤治吐血衄血如神。三黄泻心汤就是通过降火而止血的。缪希雍所指出的"宜降气，不宜降火"，也是指在降火止血之外，有些时候宜降气而不宜降火。此病人服用司天方麦门冬汤后，当天就未再咳血。抓准运气病机，随病机选方，可以借天发力，非对症用药可比。

初学司天方麦门冬汤之时，我见方中并没有清热解毒或消肿止痛的药物，并未想到此方可以治疗疮疡。2018年9月，一位1953年出生的腰痛女性病人来诊，查体时我发现她右内踝局部皮肤红肿破溃，触之疼痛，局部皮温高。同时口干，咽痛，乏力，胸闷。右脉沉数，左脉滑数。追问病人，得知其3年来每当夏秋之际此处即红肿热痛破溃反复发作，持续数月方可痊愈。病人出生于癸年，就诊于戊年，考虑其疾为火热偏胜所致疮疡，且有右脉沉数，乏力，咽痛，有火灼金之象，故用麦门冬汤原方治疗，2剂后红肿疼痛减轻，5剂后痊愈，近年回访，其疾未再复发。2019年1月16日，有位病人描述其2岁的宝宝双眼睑板腺囊肿，破溃流脓。平素便秘，干结如球，多动，晚间头汗出，挑食，舌红，苔薄黄微燥，脉象未见。孩子出生于 2017 年（丁酉年）三之气，为阳明燥金加临少阳相火。结合平素表现，可见其素体燥火偏胜；就诊之时为戊年，火胜，故其眼疾乃火胜所致，用麦门冬汤合小儿资生汤治之，2 剂后患儿睑板腺囊肿减小，不再流脓，5 剂后痊愈，而且未留有局部结节。这两例病人的获效，让我对麦门冬汤刮目相看，深刻体会到了其治疗疮疡的有效性，只要有火热偏胜、火灼金的运气病机，就可以果断地使用司天方麦门冬汤。

三、六甲年附子山萸汤

（一）六甲年运气、病脉特点

六甲年，为太宫运，岁土太过，敦阜之纪。天象特点为镇星（即土星）明亮，当木气来复时，则相应的岁星（即木星）明亮。六甲年气象特点为雨湿流行，雨水多，空气湿度大。当风气来复之时，会有大风夹杂暴雨。物象表现为化气独治，植物结果早且好，鱼繁殖旺盛。藏气伏，由于土太过，克制水太过，相应的藏气不足，冬季昆虫等不能正常蛰伏。此外，风气来复时，因为雨水多，会出现泉涌河满，甚至河水决堤，泛滥成灾，鱼随之漂流到陆地。这是《黄帝内经》对六甲年自然现象的阐释。那么，是否凡六甲年都会有这样的表现呢？这要具体看当时的象。学习五运六气后，我们要会感受自然与运气的相关性，体会并明了每一年的气象、物象特点。

土运太过之年，人会出现什么症状？土湿太过，肾水受邪。

《素问·脏气法时论》云："肾病者……身重……大腹小腹痛，清厥，意不乐。"所以，肾水受邪就会有腹痛、身体沉重、手足厥冷。肾藏志，志不舒，所以意不乐。土太过，脾不运化，则腹满、食减、痰饮。肌肉四肢为脾所主，故可见肌肉痿弱，足痿无力或痉挛，脚下痛，四肢无力。木气来复，则腹胀满，肠鸣，泄泻。

六甲年，土克水，脉滑，尤其右关脉滑，左尺偏沉。

（二）附子山萸汤方义

组成：附子_炮　山茱萸_{各一两}　木瓜　乌梅_{各半两}　半夏^{汤洗去滑}
肉豆蔻_{各三分}　丁香　藿香_{各一分}

煎服法：上锉散，每服四钱，水盏半，姜七片，枣一枚，煎七分，去滓，食前服。

六甲年脾土太过，乘克肾水，肾水受邪，故首当补肾。方中之附子味辛性热，为纯阳之品，《珍珠囊》指出，附子其性浮而不沉，其用走而不息，除六腑之沉寒；山茱萸酸收，养精又制附子走窜；乌梅生津，制附子之燥。三者合用，补肾阳又养精生津，防燥热伤精。肉豆蔻助土止泻；藿香、丁香益胃气，运中焦；半夏利湿；乌梅涩肠；姜、枣调脾胃。上七药合用以治中焦脾胃。木瓜、乌梅又可舒筋疗痿，同时制木气之复。

综观全方，以补水御土为治则。本方针对脾土之用药种类多，但剂量多轻，尤其丁香、藿香，用量更小。方中以附子、山茱萸用量多，尤其附子，用量甚大，但二药具体用量，要根据手足厥冷等肾水不足的程度，或左尺脉沉的程度来定。本方着力点在补水。本方陈无择用藿香，缪问用木香，顾植山教授临证常视舌苔之情况择用藿香或木香：舌苔厚腻者用藿香，取其芳香化湿；舌苔不厚，或胃胀明显者，用木香以调胃气。

（三）运用附子山萸汤方诊断要点

附子山萸汤乃为六甲年土运太过所设，其诊断要点分辨病证、辨人、辨天三层。辨病证可见肾水不足的体重、腹痛（尤其是腹冷痛）、手足凉、情绪低落，以及脾土偏胜的四肢乏力、肌肉痿弱痉挛、腹胀满、食欲差、大便不成形；也可见木气来复克土的腹胀肠鸣、泄泻急迫。辨人可见病人平素大便不成形、腹胀纳差，进食生冷则甚，手足胃脘怕冷，出生于甲年或己年，或丑未之纪。辨天则分析病人发病或就诊时是否存在上述土湿偏胜的运气因素。再结合脉象是否滑，或右关滑，左尺沉。若临证表现、出生时的运气特点、发病或就诊时的运气特点、脉象等均呈现土湿太过、肾水受邪的特点，就可以选用附子山萸汤。

（四）临床应用

滕某，男性，出生于 1974 年 4 月，2018 年 10 月 9 日就诊。

临床表现　阳痿不举，腰酸软，纳可，大便溏，每日 2~3 次，晚间眠浅，日间困乏，夜尿 1 次。舌暗红，苔水滑薄白，脉沉滑，左尺沉甚。

审象握机思路　辨病证：病人便溏，日间乏，腰酸软，苔水滑，阳痿，均为土湿及肾水不足之象。辨人：病人出生于甲寅年，二之气客气也是太阴湿土，平素表现也是脾肾两虚之象。辨天：病人就诊时在戌年，司天之气为太阳寒水，下半年为太阴湿土主令，寒湿合德。脉沉滑，左尺沉，也符合土克水之象。病机明确，为土湿偏胜，肾水不足，故可选用附子山萸汤。

处方：制附片 20 g^{先煎2小时}，净萸肉 15 g，宣木瓜 20 g，制乌梅 9 g，法半夏 12 g，公丁香 3 g^{后下}，广藿香 6 g^{后下}，生姜片 9 g，大红枣 9 g^擘，肉豆蔻 6 g。

病人服上方 3 天后阳痿改善，大便成形；7 剂之后自行停药；半个月后阳痿有反复，但大便成形，左尺脉沉有改善。此时已到戊戌年五之气，少阴君火加临，故将附片减为 10 g，病人继服 14 剂而愈。

补充分析　病人临证表现为肾虚，脾不运化，通过分析运气病机，其肾虚为脾土乘克所致。本方并未使用大量温肾壮阳之品，仍能快速改善肾虚之象，是因为本方在补肾之时健运脾胃，使土湿壅滞改善，则肾水受克制之局面更易改善。

临证使用三因司天方时，针对运气病机选方，往往是对我们既往对症用药惯性思维的一次次洗礼。2021 年 11 月，有位出生于1994 年的女性病人，因面部痤疮来就诊，针对痤疮，我以往多用清热之品，但这位病人痤疮主要集中在下颌口周，痤疮色暗红，而且平素大便不成形，手足凉甚，乏力懒言。舌淡胖，有齿痕，苔薄白腻，脉沉滑，左尺沉甚，一派寒湿之象。病人出生于甲年，临床表现也符合土湿偏胜、肾水不足之象。我坚信运气病机方向没错，就用附子山萸汤，附子用到了 30 g，结果病人复诊时很开心地说之前她到处求医治疗都无效，这次效果却很明显，而且大便溏、怕冷都有改善，甚至在寒冬之际后背微微有热感，感觉很轻松。她还感慨道，以前吃了那么多苦药，用了那么多黄柏之类的药都不管用，这次药挺好吃还管用！通过这个病例，我进一步放下了对对症用药的执念。

四、六庚年牛膝木瓜汤

（一）六庚年运气、病脉特点

六庚年，为太商运，岁金太过，坚成之纪。天象特点为太白星（即金星）明亮。当复气火气来时，则相应的荧惑星（即火星）明亮。六庚年气象特点为燥气流行，天气偏燥；金太过，火气来复，则会出现大火流炎的炎热气候。六庚年物候特点为秋气峻，收气明显，全年都有肃杀之气呈现，草木收敛，苍干凋落，不仅在秋季有肃杀之象，全年都有可能有植物凋零之象。但当上临少阴、少阳，即逢庚子、庚午、庚寅、庚申年，少阴君火或少阳相火司天，得火之制，金气太过得以平抑，则生气受限不显。2020年为庚子年，当年四时常有落叶，虽没有秋季落叶多，但即使是夏季，也常可看到。家中的绿萝，在这一年常有黄叶现象，这就是我们可以观察到的收气峻，不过植物生气基本如常，可能与上临少阴有关。

六庚年应该天气偏燥，事实上2020年（庚子年）雨水不少，这其中缘由要综合分析。其一，庚为金运太过，阳明燥金从标本中气来说，不是从标或本，而是从中，中为太阴湿土，阳明从中则呈现燥湿相兼之象，而非一派燥象。其二，庚子年少阴君火司天，阳明燥金在泉，少阴从标也从本，其从标则寒化，雨水多。在泉之气为阳明燥金，也从中化，燥湿相兼。所以，具体运气分析时，要运与气合参。

六庚年的运气条件下，人会出现什么症状？岁金太过，肝木受邪，着力点在肝受邪，人会有两胁下及少腹痛、目赤痛、眦疡、耳无所闻。"经脉所过，主治所及"，因为两胁、少腹、耳目都是肝胆经经过之处，故肝胆受邪，这些部位就会出现相应症状。此外，金太过，肺气壅遏，就会有胸痛引背、咳逆、喘咳、胸凭仰息。有一位女性病人，出生于1970年（庚戌年），2020年（庚子年）夏季来就诊，主诉憋气，不仅俯身不能，而且需要手扶桌子方可支撑，意即手臂放下收在身体两侧都觉胸闷憋气，只有将手臂抬起扶物，方可减轻憋气。这不就是典型的胸凭仰息嘛！出生于庚年，就诊于庚年，右脉弦甚，尤其右寸脉应指有力，轻触即可感觉到，的确是阳明偏胜，我就开了六庚年的司天方牛膝木瓜汤为其治疗，病人表述服药后立即觉得气顺畅了，终于可以松口气了！牛膝木瓜汤中并没有理气宣肺降气药物，而是针对金太过克伐肝木组方，使肝调则金自平。

金病不能生水，则肾水随之而病，可见足少阴肾经循行部位病，如尻阴股膝髀腨胻足病。有位出生于1960年（庚子年）的女性病人，2020年（庚子年）8月因带状疱疹后遗痛2年来诊，就诊当年疼痛加重，主要疼痛部位在下肢内侧后缘，足大趾下疼痛明显，疼痛绵绵不止。近期还有晨起手关节痛，活动后减轻。耳鸣多年，大便干燥，舌暗红，苔薄燥黄，脉右弦，寸甚，左关尺沉。因病人生于庚年，来诊时也是庚年，疼痛部位符合足少阴肾经循行部位，且脉象也很典型（后面有对六庚年脉象的介绍），责之于金太过乘克木，且母病及子，金病及水，故用六庚年牛膝木瓜汤治之。7天后，不仅缠绵2年的后遗痛明显减轻，多年的耳鸣也有缓解，病人惊喜不已！守方3周后，疼痛消，耳鸣大减。后该病人带来数位带状疱疹后遗神经痛病人来诊。疱疹后遗痛迁延难愈，即使针药结合，也往往收效甚微，只有这般契合运气病机选方用药，才能行之有效。此外，金太过，火气来复时火刑肺络，还可能出现咳血等血溢之象。

六庚年，金运太过，肝木受伐，所以脉象总体脉势可以表现出右脉弦，左脉沉，具体可见右寸脉弦有力，左关沉弱。就如上面带状疱疹后遗痛病人的脉象。

（二）牛膝木瓜汤方义

组成：牛膝^{酒浸}　木瓜^{各一两}　芍药　杜仲^{去皮，姜制，炒丝断}　枸杞子　黄松节　菟丝子^{酒浸}　天麻^{各三分}　甘草^{炙半两}

煎服法：上锉散，每服四钱，水盏半，姜三片，枣一个，煎七分，去滓，食前服。

六庚年金运太过，肝木受邪，首要保肝调肝。方中用白芍补肝阴，炒杜仲养肝木之气，补气养阴血同时进行。怀牛膝、菟丝子养肝润下，补肝肾柔筋；木瓜舒筋；天麻、黄松节熄风。五味药共用，补肝、疏肝、熄风，既强木，又防火气来复的亢逆之气。白芍养肝又制金横，枸杞子润肺。不用泻金，强木即可抗金。

综观全方，以强木抗金为治则，施治重点为补肝、疏肝，同时兼顾防肺气横逆。方中牛膝用怀牛膝，而非川牛膝，因治疗原则是补肝养肝，而非活血。其中松节一药，陈无择所用之黄松节即茯神木，为茯苓所包裹的松根，有平肝熄风、宁心安神作用。缪问注解时所用为油松节，是松树的干燥瘤状节或松枝节，有祛风除湿止痛作用。如果病人症状以关节病痛为主，就用油松节；如有肝风之象或兼见心神不宁，可用黄松节。

（三）运用牛膝木瓜汤方诊断要点

针对六庚年而设的牛膝木瓜汤，其诊断要点仍然要从辨病证、辨人、辨天三个层次来考虑。辨病证可见两胁痛、少腹痛、耳鸣、关节痹痛屈伸不利、下肢后内侧及足底疼痛、咳喘逆气、目赤肿痛等，主要为肝气阴不足、肝气不舒，以及肺气横逆、不得宣降等表现。辨人可见病人平素有肝木郁滞不舒，或肺金太过的表现，或者出生于庚年，甚至有些出生于丁年或卯酉年。辨天可见发病或就诊时间在庚年，或者逢丁年木运不及，以及卯酉年阳明燥金司天等。同时脉象表现为右强左弱，如右寸强、左关弱之类。此时，就可选用牛膝木瓜汤。

（四）临床应用

王某，女性，出生于1977年3月16日，2020年7月15日初诊。

临床表现 右耳鸣2个月余，经北医三院诊断为神经性耳鸣，口服营养神经药物、静脉滴注改善循环药物，症状无改善。双下肢凉、乏力。面暗，月经量少。纳可，二便调。舌暗红，苔薄黄燥；脉沉弦，左关尺沉。

审象握机思路　辨病证：病人主诉为耳鸣。辨人：病人出生于丁年，平素双下肢凉、乏力，面色暗，月经量少，可见病人平素体质也存在肝虚。辨天：病人发病、就诊都在六庚年。脉象为左关尺沉，厥阴肝木脉虚。病人素体肝虚，又逢六庚年金运太过，肝木受邪，故肝虚更明显，出现耳鸣。病机为肝木虚损，故用司天方牛膝木瓜汤。

处方：怀牛膝 15 g，宣木瓜 15 g，杭白芍 9 g，炒杜仲 15 g，西枸杞 15 g，盐菟丝子 15 g[包]，明天麻 12 g，黄松节 9 g，大红枣 6 g[擘]，炒甘草 9 g，生姜片 9 g。

服上方 7 剂，病人右耳鸣明显减轻，双下肢凉、乏力大减，左关尺沉也减轻。继续守方跟进 14 剂，右耳鸣消。病人服用牛膝木瓜汤之后数月，月经量少有所改善，而且面色也较前红润，可见肝血虚有改善。

补充分析　本病人主要表现为耳鸣，无关节痹痛等，故未用油松节。耳鸣的中医辨证分型可分为虚实两端，实证多为肝火、风热、痰瘀；虚证多为肝肾不足。本病人当属虚证，病人虽有双下肢凉、乏力，左关尺沉，但无腰膝酸软、夜尿清长等肾虚之象，而且结合运气分析，其出生于丁年，就诊于庚年，当责之于肝虚为主，而且为金克木所致，所以，我借六庚年运气因素，用相应的牛膝木瓜汤为其治疗，获效。本病人有双下肢凉、乏力等症状，但我并未使用补肾温阳的常用辨证、对症用药，而是分析运气因素，通过使用相应司天方治疗获效，说明运气思维对临床有较强的指导意义。

五、六丙年川连茯苓汤

（一）六丙年运气、病脉特点

六丙年，为太羽运，岁水太过，流衍之纪。天象特点为辰星（即水星）明亮；如遇辰戌之年，太阳寒水司天，天符年，水胜而火微，相应的荧惑星（即火星）暗淡无光。当土气来复时，相应的镇星（即土星）明亮。六丙年的气象特点为寒气流行，气温下降较早，冰雪霜雹多见。当土气来复时，则埃雾朦郁，大雨时降。如遇太阳寒水司天，如丙辰、丙戌年，则雨雪天气更甚。六丙年物候特点为藏气盛，蛰虫早伏。水克火，寒水太盛，则长气受抑，植物生长受抑制，但同时火郁而待发，故而可能会出现火郁发之象。

六丙年邪害心火，人可出现心火被郁而待发的身热、烦心、心悸、躁动不安、谵妄心痛等。2019 年 9 月初，我在河北易县对口支援时，遇见一位膝关节痛病人，经询问得知病人每晚胸闷，已持续数月，每晚 12 点左右憋醒，胸闷，胸痛，心悸，汗出，起身活动后改善。纳可，便调。舌暗红，紫气明显，苔薄黄腻，脉数，左寸滑数甚。病人发病时间约在当年二之气，己亥年二之气是太阳寒水加临少阴君火，民病热于中；就诊时是四之气，少阴君火加临太阴湿土，湿热相搏；全年土运不及；病人出生于癸卯年，火运不及，素体心火不及，又逢发病时寒水加临而心火不得伸张，故而出现心阳被遏的胸闷、心悸、胸痛等症；诸症多在晚间 12 点少阴病欲解时段明显，进一步说明为少阴心火被遏。总体分析，病人病机明确，为寒郁火，兼有土湿，责之少阴，故用六丙年司天方川连茯苓汤治之。服药当晚，病人晚间胸痛等不适未发作，3 剂服完后，病人舌紫暗减轻，左寸滑数改善。当时予血府逐瘀汤跟进，结果出乎意料。换用血府逐瘀汤当晚开始，病人又每晚 12 点左右出现胸痛、胸闷等不适！换回川连茯苓汤，病人晚间心绞痛等不适未发作，继服 5 剂后未再发。病人胸闷、胸痛，舌紫暗，辨证分析气滞血瘀应该没错，可使用血府逐瘀汤却未达到预期疗效。可见运气思维审象握机的重要性！本病人病在少阴，病机为寒郁心阳，心阳得伸，则血脉自通，所以服用川连茯苓汤后，舌紫暗也得到了改善。结合三阴三阳动态开阖枢来看，血府逐瘀汤不是简单地活血化瘀，而是调少阴少阳两个枢机。病人病机在少阴，无少阳枢机问题，所以使用血府逐瘀汤效果不理想。

《素问·脏气法时论》曰："肾病者，腹大胫肿，喘咳身重，寝汗出，憎风。"水运太过，满招损，肾脏自病，会有腹水、下肢水肿、四肢厥冷、畏风寒，以及肾不纳气的喘咳。汗为心之液，邪害心火，也会出现盗汗。此外，当土气来复时，还会表现出土湿壅滞、脾失健运的腹满、肠鸣、溏泄、消化不良。脾不能转输津液，故口渴。湿气蒙窍，则会谵妄昏冒。综观六丙年民病特点，为寒盛火郁，同时可兼土复之象。

六丙年，水运太过，脉象可见左尺沉；邪害心火，火发待时，故左寸脉浮滑数。当土复时，可见右关滑。脉象是天、人、邪的综合体现，故而临证之时，川连茯苓汤所主之脉象并非一定是典型的左寸浮滑数、左尺沉、右关滑，但如果有相应的脉象，使用川连茯苓汤就更有把握。

（二）川连茯苓汤方义

组成：黄连　茯苓^{各一两}　麦门冬^{去心}　车前子^炒　通草　远志^{去心，姜汁制炒}^{各半两}　半夏^{汤洗去滑}　黄芩　甘草^炙^{各一分}

煎服法：上锉散，每服四钱，水盏半，姜钱七片，枣一枚，煎七分，去滓，食前服。

六丙年，寒盛火郁，火性炎上，人体不会因寒水的凌犯而出现心阳不足，反而会因郁火的蠢蠢欲动出现火热之象。此时若用辛热药温阳，则更助火势，适得其反。故而，此时当用清热利水之法，通利水湿，解心火之围困，同时稍加清热之力，既可以清解火热，又不至于伤阳。川连茯苓汤中用黄连清心火，用黄芩清在上之热；车前子、通草利水湿；茯苓、半夏除湿，针对土复，结合甘草、大枣、生姜，实土御水，防水盛犯心火，生姜还可以佐制黄连、黄芩的苦寒；远志调心志，除谵妄；麦冬防火灼金。

综观全方，以通阳利水为治则，同时兼顾除湿调中土。叶天士治疗湿热之症，提出"通阳不在温，而在利小便"，指出阳气不论被湿遏还是寒郁，都可从利小便解。本方针对的火热之象为寒盛火郁所致，心阳并不虚，而是被寒水遏制，此时温阳则助火，当用通阳之法，清火又需力轻，免助寒象，所以方中黄连、黄芩用量很小，而且顾植山教授常用姜汁拌炒黄连后下以避免黄连苦寒太过，同时取其气以通利阳郁。

（三）运用川连茯苓汤方诊断要点

运用针对六丙年水运太过而设的川连茯苓汤，审象握机也须从辨病证、辨人、辨天三个层次分析。辨病证，可见心悸、心烦、心痛、谵妄、身热等火热之象，或可同时见腹水、下肢肿、喘咳、盗汗、恶风寒等寒水之象，还可能兼见土湿来复的腹胀、纳呆、便溏等脾运失常的症状，简单概括，就是可能出现寒盛火郁兼土复之象。辨人，看病人是否出生于丙年，或者太阳寒水司天之纪，平素是否畏寒，又时常兼见火热之象。辨天，看病人发病或就诊是否在六丙年，或者辰戌年。脉象是否呈现左尺沉，左寸浮滑，或者右关滑之象。若辨病证、辨人、辨天皆符合寒盛火郁或兼土复的特点，则可选用川连茯苓汤来通阳利小便，以解受寒郁之火。

（四）临床应用

赵某，男性，出生于1937年1月30日，2019年9月2日初诊。

临床表现　左侧面痛半月余，疼痛难忍，影响进食、睡眠，至后半夜方能入睡，口水多，不敢吞咽，面部肌肉稍有收缩就可诱发闪电样疼痛。大便黏滞，数日一行。平素手足凉，畏寒，夜尿2~3次。舌红，苔黄厚腻、水滑，脉数，左寸滑数明显。

审象握机思路　辨病证：病人左侧面部疼痛，有扳机点，三叉神经痛诊断明确，舌红，苔黄，为火郁在上；手足凉，畏寒，夜尿多，为寒水之象；大便黏滞，苔腻，为土湿之象。病人临床表现符合寒盛火郁兼土湿之象。辨人：病人平素畏寒，手足凉，体质偏寒，出生于丁丑年初，不除外因丁丑年气化运行后天，当年 2 月 11 日过春节，晚于立春，从历法、民俗讲，病人出生之岁应为丙子，丙子年之气运对病人仍有影响，结合病人体质特点，考虑存在寒偏胜体质。辨天：病人发病、就诊在己亥年四之气，己年土运不及，亥年四之气为少阴君火加临太阴湿土，受火热及土湿之气的影响。病人脉象偏数，尤其左寸滑数，为有心火之象。综合分析，病人素体偏寒，出生之时可能受丙子年寒盛火郁之气的影响，又受发病、就诊时火热兼土湿之气的影响，故而出现寒郁火又有土湿之象。病机与六丙年一致。从六经病欲解时看，后半夜疼痛缓解，方可入睡，即少阴病欲解时及其之前疼痛明显，故选用川连茯苓汤。

处方：炒黄连 9 g^{后下}，云茯苓 12 g，制远志 9 g^{先煎}，小通草 9 g，车前子 15 g^包，剖麦冬 9 g，淡黄芩 6 g，法半夏 6 g，炙甘草 3 g，生姜 9 g，大枣 6 g^擘。

服药当晚，病人疼痛明显减轻。7 日后随访，病人已无面痛，饮食如常。

补充分析 用川连茯苓汤时有以下几点需注意。其一，本方药物剂量宜小，轻取其势以通阳。其二，方中黄连用姜汁拌炒、后下，所以，本方只需水煎 1 遍，分 2 次早晚服即可。生姜用量要与黄连用量相当，以制约黄连的苦寒。其三，很多适用本方的病人有小便黄症状，要根据小便黄否、土湿程度，或口干火热伤津之象的偏重情况，调整车前子、茯苓、麦冬的用量。本病人口水多，大便黏，湿较重，小便黄明显，故方中茯苓、车前子用量大，而麦冬量相对小，增强利湿除湿力度。其四，方中远志需先煎，避免其燥性刺激咽喉，同时减少甘草用量，以免影响远志疗效，张元素在《珍珠囊》中指出远志恶甘草。

我用川连茯苓汤治疗六丙年生人三叉神经痛数例，均 1~2 剂显效，而且基本不复发，但这不能说明此方可以治疗所有三叉神经痛。有效与否之关键在于审查病机是否准确。

第二节　五运不及方

一、六丁年苁蓉牛膝汤

（一）六丁年运气、病脉特点

六丁年，为少角运，岁木不及，委和之纪。岁木不及，则己所不胜侮而乘之，金乘克木，故而天象特点为金相应的太白星（即金星）明亮。金克木，火气来复，则可见荧惑星（即火星）明亮，同时太白星光亮度减低。逢丁卯、丁酉年，阳明燥金司天，天刑岁，本就岁木不及，又逢阳明燥金司天，木受金刑，木气更虚，则己所胜轻而侮之，土反侮木，故还可见镇星（即土星）明亮。

六丁年，金乘克木，金气清凉，故六丁年气象可见凉雨时至。金乘克木，木郁，木之子火来复，则见暑热流行，而且多见雷声。木不及，土反侮木，风为木化，云雨为土化，故可见风云并兴（雨湿兼有风）。

六丁年的物候特点主要为木运不及，生气失应，所以可见春季草木生长偏晚。金克木，肃杀之气胜，表现为坚刚的树木易受刑伤，柔萎的花草苍干、缺乏生发之象。木气不足，土气反侮，金气乘克，则土应之化气与金应之收气胜，表现为植物果实充实、早熟。金气太过，火气来复，草木被烤灼而地面之上的枝叶焦槁，由于长气的作用，植物根部重新生长。夏主华，秋主成实，植物开花结果并见。当丁卯、丁酉年，木不及，又逢阳明燥金司天，金气用事，则草木生长受限制而再荣，秋季白露早降；终之气为少阴君火，故火气来复晚，赤气后化，火克金，所以属金的稻谷不能收成。

六丁年，肝木不及，民病可见肝经循行的两胁及少腹痛。肝虚也可见易受惊吓。肝主筋，故可见筋缩拘急，关节屈伸不利；爪为筋之余，故可见爪甲脆弱易折。金克木，清凉之气乘于中，所以会有中清。肝木不及，脾土无畏，侮反受邪，脾土运化失司，故可见肠鸣溏泄。当火复之时，可见疮疡、痈、痤、疹等火热症状，也可见咳嗽、流涕等症状。

六丁年，木运不及，脉象表现主要为左关脉沉弱。

（二）苁蓉牛膝汤方义

组成：肉苁蓉^{酒浸} 牛膝^{酒浸} 木瓜干 白芍药 熟地黄 当归 甘草^炙_{各等分}

煎服法：上锉散，每服四钱，水盏半，姜三片，乌梅半个，煎七分，去滓，食前服。筋痿脚弱，锉鹿角屑同煎。

方中肉苁蓉益精气，养五脏，阴阳双补，酒浸后偏补肾阳；熟地黄归肝肾经，补血滋阴，益精填髓；二者合用，水火同调，补母实子，补肾以养肝。当归入肝养血，白芍养阴柔肝，肝阴血得补，血燥可除。木瓜祛湿邪，止痹痛，又柔筋。牛膝引火下行，又引药下行，酒浸后可补肝肾。《珍珠囊》云乌梅"收肺气，除烦止渴；主泄痢调胃和中"，即乌梅既可制肺金乘克，又可调脾土反侮。甘草炙用与姜和脾胃、止泻痢。鹿角较鹿茸补益之力减，但可强筋骨，可治疗筋痿脚弱，而且《神农本草经》记录鹿角能"主恶疮痈肿，逐邪恶气，留血在阴中"，可治火复所致的疮疡。

综观全方，以滋水涵木为治则，既补肾养肝，又养阴血柔肝，止痹痛柔筋；同时可以制肺金太过、脾土反侮及火气来复，全方位治疗木运不及可能出现的错综复杂的相关之象。

陈无择所载本方中无大枣，而缪问所录则有大枣，临证时可根据具体情况而定是否使用大枣。

（三）运用苁蓉牛膝汤方诊断要点

苁蓉牛膝汤是为六丁年木运不及而设之方，运用苁蓉牛膝汤的诊断要点，也要从辨病证、辨人、辨天来分析。辨病证可见肝木不及的两胁痛、少腹痛、关节不利、易受惊吓，或者兼土反侮的肠鸣便溏，金乘克的中清冷。辨人可见素体肝虚的爪甲粗糙脆弱、关节不利、胆怯易受惊吓，女性可能有经血偏少，出生于六丁年为佐证。辨天则可见病人发病、就诊在六丁年。脉象表现为左关沉弱。如果临床表现、出生时的运气特点、发病或就诊时的运气特点，以及脉象为肝木不足、金气乘克和脾土反侮之象，就可选用苁蓉牛膝汤。

（四）临床应用

焦某，男性，出生于 1977 年，2019 年 9 月 19 日就诊。

临床表现 双手指间关节疼痛变形 2 年，指甲生长慢，甲面条纹粗糙，指甲退缩不及指端，甲脆易折，手指易生倒刺。膝痛，腿凉。纳可，便干燥，数日 1 行，眠可。舌暗红，苔薄，脉左关弱，右弦。

审象握机思路 辨病证：病人主要表现为关节疼痛，变形，同时指甲生长慢，粗脆，指甲退缩不及指端，均为肝木不及、筋爪失养之象。辨人：病人出生于丁巳年，平素膝痛，腿凉，便干燥，属肝虚体质。辨天：病人发病时间为 2017 年，丁酉年。素体肝木不足，逢木运不及之年发病，就诊时虽非木运不及或金运太过之年，仍考虑其病机为肝虚。脉象为左关弱，也符合肝虚表现，故用苁蓉牛膝汤滋养肝肾。

处方：淡苁蓉 15 g，怀牛膝 15 g，宣木瓜 15 g，杭白芍 15 g，西当归 15 g，大熟地 20 g^{砂仁泥 3 g 拌炒}，制乌梅 9 g，鹿角片 9 g，生姜片 9 g，炙甘草 9 g，大红枣 15 g^擘。

服用 7 剂之后，病人关节疼痛减轻，且指甲生长增快，已可达指端，较前坚硬不易折，手指已无倒刺，故而再来求方。守方跟进半个月，病人爪甲润泽、坚硬，同时自觉精力充沛。

补充分析 方中熟地用砂仁泥拌炒，是为了防熟地滋腻。本例病人平素大便干燥，肝血虚偏燥，本不必担心熟地滋腻，然而就诊时为己亥年，己年为土运不及，湿气偏重，故而仍用少量砂仁泥拌炒熟地，以防滋腻。陈无择所载苁蓉牛膝汤本无大枣，但本病人病性偏燥，又逢己年，厥阴风木司天，故仍用大枣养脾气。爪为筋之余，肝在体合筋，所以，指甲无光泽或者可见条纹粗糙者，多需注意肝木问题。临床确见数例病人有指甲薄脆易折或条纹粗糙之表现，这几例病人多出生于丁年，素体木虚体质，用六丁年司天方苁蓉牛膝汤治疗后，指甲转为坚实、平滑润泽。

二、六癸年黄芪茯神汤

（一）六癸年运气、病脉特点

六癸年，为少徵运，岁火不及，伏明之纪。天象特点为辰星（即水星）明亮，而荧惑星（即火星）暗淡。火不及，水来乘克，故见此天象。当土气来复时，可见相应的镇星（即土星）明亮。

火气不及，水来克火，气象特点可见夏季当热不热，寒乃大行，时有寒清。当土气来复，则阴云蔽日，雾霾、大雨时见。物候特点可见春季万物萌生之后，夏季长气不得宣扬，植物不能繁茂滋荣，果实未长大，而至秋季果实已老。藏气反布，冬季蛰虫早藏。

六癸年民病特点主要为心火不足，心气不宣的胸痛、胸胁支满疼痛。心经循行经过的肩背、肩胛、两臂内侧后缘疼痛。手少阴心经上夹咽，系目系，故可见暴瘖、视物不清。心火不足，主神志失用，故见蒙昧、昏惑、善悲善忘。心气不能宣张，三焦气化不利，则见胸腹胀大。太阳寒水乘克，则见腰背相引而痛，屈不能伸，髋髀不得用。当土复之时，土从湿化，侵犯水脏，可见食不下、腹中寒、肠鸣水泄、痿痹、足软无力。

六癸年，火运不及，故脉象可见左寸弱，或左侧脉沉弱无力，表现为火不伸张之象。

（二）黄芪茯神汤方义

组成：生黄芪　茯神　远志^{去心，姜汁淹炒}　紫河车　酸枣仁^炒各等分

煎服法：上锉散，每服四大钱，水盏半，姜三片，枣一个，煎七分，去滓，食前服。

方中黄芪为补药之长，张锡纯指出，黄芪能补气升气，治胸中大气下陷。张元素认为黄芪可以益元气而补三焦，温分肉而实腠理。黄芪既可补心气之不足，又可除痹痛。紫河车补心血，与黄芪同用则气血双补。茯神可育心神，《珍珠囊》载其可"疗风眩心虚"；远志补不足，除邪气，利九窍，使耳目聪明，不忘；二者合用，可治心主神志失用所致的蒙昧、善忘等。陈无择所载此方中用酸枣仁，《神农本草经》指出，酸枣仁主"邪结气聚，四肢酸痛，湿痹"，炒后可补肝胆，故酸枣仁能通能补。缪问注解司天方在此方中不用酸枣仁而用薏苡仁除湿痹。临床可视具体情况而定用酸枣仁还是薏苡仁，如土复明显，可用薏苡仁；兼心烦不眠可用酸枣仁。姜枣补土制水，可防水乘克心火。

综观全方，以益火实土为法，补心之气血，安神定志，又制寒水乘克的痹痛；实土制水，又防土复的寒湿。

（三）运用黄芪茯神汤方诊断要点

运用黄芪茯神汤的诊断要点，也要从辨病证、辨人、辨天来分析。辨病证可见心火不及、心气不宣的胸闷、胸胁痹痛、暴瘖、视物不清，以及心经循行部位的手臂内后侧疼痛；或见善忘、善悲、昏惑等心神异常；寒水乘克的腰背相引而痛，屈不能伸，髋髀不得用；或土复的腹满、溏泄、肠鸣等。辨人可见病人素体阳气不足，尤其常见心火不足的胸闷、胸痛、善忘等，出生于癸年。辨天则可见其发病、就诊在火不及的癸年，或寒偏胜的辰戌、丑未之纪等。脉象可见左脉力弱，尤其左寸脉弱。如果临床表现、出生时的运气特点，发病或就诊时的运气特点，以及脉象为心火不及之象，就可选用黄芪茯神汤。

（四）临床应用

许某，女性，出生于 2003 年 12 月 24 日，2019 年 2 月 11 日初诊。

临床表现 病人 2007 年行神经母细胞瘤手术，随后化疗数次，之后头发稀少，疲乏，怕冷，学习时注意力不集中。便溏，每日 2 次，眠多，情绪低落，声音低哑。舌淡红，苔薄白腻，脉沉，左寸沉甚。

审象握机思路 辨病证：病人缺少生气，疲乏，情绪低落，怕冷，为阳气不足之象；心经夹咽，心气血不足，则见喑哑；心气不足，神志失常，则见学习时注意力不集中，眠多；火不及，水乘克，则见怕冷；同时可见土湿所致的便溏，舌苔薄白腻。不排除与就诊时逢己亥年土运不及、厥阴风木司天有关。辨人：病人出生于癸年，素体心火不足，手术化疗后心气血不足更甚。辨天：病人发病在2006年丙戌年，丙戌年水运太过，太阳寒水司天，病人素体阳气不足，逢寒湿之年则阳气更受挫。司病证、司人、司天，综合分析，病人之疾当以心火不及为根本，兼有脾湿与寒象，故可用黄芪茯神汤补火实土。

处方：生黄芪15 g，茯神15 g，制远志10 g^{先煎2小时}，紫河车15 g^{另炖兑入}，生薏苡仁20 g，生姜3片，大枣10 g^{擘}。

病人服药2周后，疲乏、怕冷改善，喑哑改善，情绪改善，主动与人交流。头发有所增多，大便也成形。后继续守方跟进。

补充分析 神经母细胞瘤常见症状为疲乏、食欲减退、关节疼痛等，与六癸年的民病特点相似，其发病与运气因素有一定相关性，若发病之时能及时使用司天方，或可有效缓解症状。方中远志需先煎，以免刺激咽喉。紫河车需另炖兑入，或打粉冲服。病人就诊时在己年，土运不及，脾土不能运化水湿，病人便溏、舌苔白腻，故方中用薏苡仁，未用酸枣仁。

三、六己年白术厚朴汤

（一）六己年运气、病脉特点

六己年，为少宫运，岁土不及，卑监之纪。天象特点为不及之土相应的镇星（即土星）暗淡，乘克之木相应的岁星（即木星）明亮。土不及，木乘克，引金气来复，则见相应的太白星（即金星）明亮，此时岁星反而转为暗淡。当上临厥阴，即己亥、己巳年时，厥阴风木司天，少阳相火在泉，下半年木气已平，金气不来制木，故岁星明亮。

岁土不及，风乃大行，气象特点为雨季延后，大风时起。土不及，风木主事，风主生发，物候特点为草木茂荣。化气不令，土气不充，则植物叶茂而果实不充，甚至为空壳。如2019年之核桃个小且果肉不充，符合六己年物候所见。土气不足，水气反侮，藏气举事，可见蛰虫早伏。但逢巳亥之岁，少阳相火在泉，则流水不冰，蛰虫再现。

民病特点为脾土失运的飧泄霍乱、食少、口淡无味、体重、肌肉酸痛、疮疡痈肿等。肝木乘克脾土，则可见善怒、筋骨动、腹痛。土不及，水反侮，可见中焦虚寒。木克土过，金气来复，则可见胸胁疼痛下引少腹、善太息。遇巳亥之岁，上角与正角同，则木克土之象明显，飧泄多现。

六己年，土运不及，则相应的右关太阴脉濡，或整体脉濡滑。如逢巳亥之岁，可见左关弦或右关弦滑。右关见弦象，为土位见木象。

（二）白术厚朴汤方义

组成：白术　厚朴^{姜炒}　半夏^{汤洗}　桂心　藿香　青皮_{各三两}　干姜^炮　甘草^炙_{各半两}

煎服法：上锉散，每服四钱，水盏半，姜三片，枣一枚，煎七分，去滓，食前服。

白术燥湿温中，厚朴平胃理气，二者合用，可补脏通腑，补脾通胃。半夏燥湿除痞满。藿香益胃气，去恶气，止霍乱。炮姜温中止痛。甘草炙用补中缓急，也可缓肝之急。生姜、大枣共用调中焦。脾土不及，肝木乘之，补脾同时还当泻肝。缪问注解言桂心泄肝之气，实则是取肉桂疏散肝气的作用；青皮泻肝之血；二者合用，可疏泄厥阴。厚朴、半夏泻肺气之有余，制金气之来复。

综观全方，治则为补土防木，以补土为主，兼顾制木。方中藿香可用木香代之，临证中湿浊重则用藿香芳香化湿，壅滞腹痛明显则用木香和胃气。缪问注解中言不用生姜、大枣，是为了防生姜走窜助肝阳；病在脾之气分时，亦无需用入营的大枣。临证之时，药味可随病情而调整。

（三）运用白术厚朴汤方诊断要点

临证发现病人有脾土运化失司的腹泻、口淡无味、食欲差、体重、身重酸痛等症，或见木克土的筋骨动摇、善怒等，或见金气来复克木的胸胁疼痛、善太息等象；病人素体脾胃虚弱，出生于己年或者丑未之纪，甚或巳亥之纪；发病或就诊时间在己年，或丑未、巳亥之纪；脉濡，或右关濡、滑，病机特点为脾虚，肝木乘克，可选用白术厚朴汤调治。

（四）临床应用

张某，男性，出生于 2000 年 10 月 23 日，2019 年 4 月 30 日

初诊。

临床表现 高三学子，每日困乏、多寐，晨起不愿起床，早餐时都不愿睁眼，情绪压抑，郁郁寡欢，下午更甚，拒绝与老师、父母沟通，影响学习，故而来诊。纳可，大便溏、黏，每日2次，梦多。咳嗽，痰多色白，鼻流清涕。舌淡红，舌体胖，有齿痕，苔白厚腻，脉濡。

审象握机思路 辨病证：病人主要表现为情绪低落，困乏多寐，同时大便溏，又痰多，为脾虚湿困之象。症状下午明显，是因下午为阳明病欲解时段。中午过后，太阴开，下午时段实则阳明，虚则太阴，故而责之于太阴。舌脉也符合太阴之象。辨人：病人出生于辰年下半年，为太阴湿土在泉。辨天：病人发病、就诊在己亥年，土不及，失于运化，亦属太阴。辨病证、辨人、辨天，均为太阴不足，从补太阴入手，故用司天方白术厚朴汤。

处方：炒白术15g，川厚朴6g，广藿香6g^后下，小青皮6g，法半夏10g，上肉桂6g^后下，淡干姜6g，炙甘草10g。

病人服药1周后，日间困乏改善，便溏改善，情绪好，主动与家长沟通，并且做好了复习计划。继续服用1个月，不再困乏，学习信心倍增，面色由初诊时的晦暗转为有光泽，脉和缓有力。停药后保持良好的学习状态，最终考上了心仪的大学。

补充分析 本例病人素体脾虚，又值高考前忧思伤脾，所以出现上述症状。白术厚朴汤中藿香、肉桂均须在药煎好前5分钟下，以更好地保留藿香的芳香走窜、肉桂的通行之力，有利于除湿滞。白术厚朴汤运脾除湿，同时疏泄肝木，除了可以改善脾胃运化失常的消化道症状，还可有效治疗湿邪蒙蔽的抑郁症。有位女性病人，同样在己亥年（2019年）失恋后抑郁，甚至无法完成工作，眼神呆滞，食欲差，迅速消瘦。服用白术厚朴汤仅1周，就感觉头脑清新，仿佛眼前的世界清亮了，真是如雪污，如拔刺。

此外，运用司天方时，还可结合六经病欲解时，将之作为审象握机的佐证。有位男性病人，出生于己年，在己亥年来就诊，主诉失眠，主要为晚间入睡难，尤其在23点前毫无困意。平素大便溏，舌苔白厚腻。病人有脾湿，且在太阴病欲解时起始段的亥时无困意，进入少阴欲解时的子时方有困意，说明问题出在太阴。服用白术厚朴汤后，病人当晚22点左右就困乏，上床就能入睡，安睡至天亮。复诊时，病人很认真地询问，是否在中药里加了安眠药。白术厚朴汤方中并没有治疗失眠的药，之所以可以治疗失眠，是因为其可以调太阴，太阴开，阳明降，阳入阴，故能眠。

四、六乙年紫菀汤

（一）六乙年运气、病脉特点

六乙年，为少商运，岁金不及，从革之纪。金不及，火乘克金，故荧惑星（即火星）光亮倍增，太白星（即金星）暗淡无光。当水气来复时，相应的辰星（即水星）明亮，荧惑星亮度减。

六乙年气象特点为夏季长气胜，燥烁以行，气候燥热。长气胜，收气后，秋季气温下降偏晚。水气来复，则寒雨暴至，冰雪霜雹。六乙年物候特点为金不及，火乘克金，木反侮金，故长气、生气胜，植物繁茂。收气后，所以谷物成熟晚。

岁金不及，民病特点主要为肺的相关病症，如咳喘、打喷嚏、鼽衄，还可见与肺相应的肩背痛，肺是动则病，可见交两手而瞀的臂厥之象。金不及，火气偏胜，还可见火迫血液下注的便血注下。当水来复，阴寒盛，格阳气，浮阳上行，则见头痛、头顶热。心火上炎，可见口舌生疮，甚至心痛。

岁金不及，脉象可见相应右寸脉弱。木火之气偏胜，则见左寸、关脉弦滑数。

（二）紫菀汤方义

组成：紫菀茸　白芷　人参　甘草^炙　黄芪　地骨皮　杏仁^{去皮尖}桑白皮^炙_{各等分}

煎服法：上锉散，每服四钱，水盏半，枣一枚，姜三片，煎七分，去滓，食前服。

方中人参大补元气，黄芪益元气，二者合用共补元气。地骨皮滋阴凉血，治骨蒸潮热，与人参、黄芪共奏气阴双补之效。杏仁利胸中气逆，助肺气肃降；白芍酸敛；桑白皮泻肺气止咳，还可益元气补虚；紫菀治胸中寒热结气，治咳逆上气；四者共用，止咳逆，降肺气，又可制火乘克。甘草、姜、枣补土生金，同时又可制水复。水复则浮阳在上时，可见头痛，白芷可治阳明头痛。

综观全方，以补肺泻火立法。肺金不及，火乘其敝，此时泻火则肺虚得不到改善，故补肺是根本。张元素在《珍珠囊》中指出，人参有养血补胃气、泻心火之效，补肺即当泻心火。另外，肺主宣发肃降，肃降为肺金的主作用方向，宣发是为了更好地肃降，肺金不足，则肃降无力而见咳喘，故补肺方能肃降。

（三）运用紫菀汤方诊断要点

临床若见病人咳喘、气短、乏力、打喷嚏、肩背痛，或见衄衊、便血注下，或者有阴盛格阳的头痛、头顶热、口舌生疮等肺金不及，火乘克，水复格阳等象；平素气短乏力，肺气不足，出生于乙年；发病或就诊在乙年，或者戊年，素体肺金不足，又遇火灼，肺虚更甚，佐以右寸脉弱，便可予紫菀汤。

（四）临床应用

孙某，男性，出生于2015年2月26日，2020年9月3日就诊。

临床表现 病人反复咳喘2年，再发3天。自2018年9月开始，反复咳喘，每因受凉发作，3天前受凉后再次咳喘发作，多在傍晚发作，且伴低热，体温37~37.4℃，痰多，不易咳出。气短，乏力，精神不佳，活动后喘咳明显。纳可，大便每日1~2次，基本成形，睡眠欠佳，前半夜躁动不安，头汗多。舌暗红，舌边尖稍红，苔微黄腻，后部有剥脱，脉沉，右寸沉弱，右关沉滑。

审象握机思路 辨病证：患儿反复咳喘，近日复发，表现为傍晚咳喘明显，从六经病欲解时考虑与阳明、太阴有关。患儿气短乏力，活动后喘咳甚，为肺气不足之象。右寸脉沉弱，也支持肺金不及。辨人：患儿出生于乙未年，追问得知其平素体弱，反复感冒，为素体肺金不及。辨天：患儿之咳喘最早发病时间是2018年

9月底，时为戊戌年五之气，火运太过，又当少阴君火加临阳明燥金之时，火灼伤肺金，加重肺金不足，故而迁延难愈。就诊之时在庚子年，金运太过，患儿肺金已伤，逢金运太过之年，更易肺气壅遏，而发咳喘。综合分析，其病机为肺金不及，故用其出生之年乙年的司天方紫菀汤来补肺气泻火降气。

处方：蜜紫菀9 g，香白芷5 g，太子参6 g，炒甘草6 g，生黄芪9 g，地骨皮15 g，杏仁9 g，炙桑白皮9 g，生姜9 g，大枣3 g^颗。

服用紫菀汤3剂后，患儿无发热，偶有咳嗽，不喘，晨起有少量黄痰，晚间出汗减少。精神好。舌尖稍红，苔薄白，后半部有剥脱，脉滑，右寸弱。继续守方7剂，之后患儿无咳喘，活动自如，可进行体育锻炼，无舌苔剥脱。

补充分析　患儿自小体弱多病，反复感冒发热，发则咳喘，几乎每周都有发作，无法正常上学。家人带其到处求医，常年服用中药及进行艾灸治疗，仍时有反复。来诊时，患儿骨瘦如柴，乏力，由家人扶着走进诊室。服用司天方后，不仅当时病情快速好转，而且随访得知，之后感冒咳嗽均少发。对这样的病人，仅仅用止咳平喘等法对症治疗，难以速效，也难以根治。运用运气思维，分析其体质特点及发病时的运气特点，审察病机为肺金不及，随病机选方，方能奏效。当年年底患儿家人带其来诊，服用以紫菀汤为主的膏滋方后，持续2年的反复咳喘获愈。

同有火灼金之象，六乙年金运不及的脉象与六戊年火运太过的脉象是有区别的。六乙年是肺金本不及，火相对偏胜，故脉象表现为右寸沉弱。六戊年是火运太过，太过之火乘克肺金致肺金相对不足，但火象仍在，在脉中体现为右寸脉弱但不静，在临证之时须详辨。

五、六辛年五味子汤

（一）六辛年运气、病脉特点

六辛年，为少羽运，岁水不及，涸流之纪。岁水不及，土来乘克，相应的镇星（即土星）明亮。当逢丑未之岁，太阴湿土司天，气克运，为天刑年，土气更胜，镇星更加明亮。藏气不足，相应的辰星（即水星）暗淡。水不及，土气太过，则木气来复，相应的岁星（即木星）相对明亮，镇星转而变暗。

六辛年气象特点为岁水不及，湿乃大行，《素问·六元正纪大论》曰："太阴所至为化，为云雨。"故暑雨数至，还可见天昏地暗。逢辛丑、辛未年，太阳寒水在泉，寒气数举，时有降温。2021年（辛丑年），夏季雨水多，而且时有降温，完全没有炎夏的感觉。土胜木复，则时有大风，尘土飞扬。2021年的确大风时至，北京刮了数年难见的沙尘暴，汽车都被盖上了厚厚的黄沙，大家都说北京"下土了"。2021年，多地下大冰雹，这是因为寒湿之气，遇大风形成了强对流，为下冰雹创造了条件。

六辛年物象特点为岁水不及，藏气不足，冬季仍可见蛰虫。但逢辛丑、辛未年，太阳寒水在泉，反而蛰虫早伏，地面因寒冷而积冰。水不及，土乘克水，火反侮水，长、化之气胜，则草木丰茂，果实累累。土湿之气胜，则土地湿润，水不及，河湖水相对不足。

土胜木复，则见大风引起植物倒伏。

六辛年民病特点主要为肾不足和脾湿偏胜。肾不足，则见四肢清冷厥逆，寒疡流水。《灵枢·痈疽篇》中讲，寒邪客于经络，不得复反，则为痈肿。寒毒无热化，就会寒疡流水而无脓，这样的疮疡流水不能用清热解毒之法，而应用补肾的五味子汤。肾司二便，水少失润，则大便坚实难下。气化失司，则见癃闭。肾虚还可见肾经所过的腰股疼痛，腘腨股膝不便、足蹋肿、脚下痛。脾土偏胜，反而受限，脾湿壅塞，运化失常，则见腹满、濡泻、足痿、身重。辛丑年好多人感觉腿沉重不适，就是因为水运不及，寒湿太重。逢丑未年，太阴湿土司天，太阳寒水在泉，辛丑年下半年，下肢沉重、乏力的病人更多。治疗这些疾病既可用五味子汤，也可用丑未年的备化汤，或者五味子汤合备化汤。脾为生痰之源，痰浊循脾经上注胸中，则见烦冤。木气来复，还可见风象。2021年，有一些病人表现出的皮疹反复、视物不清、肌肉痉挛时发等，均为风气来复之象。这时候可以用什么方？我们可以用针对水运不及的五味子汤，也可以用备化汤，使土湿得治，则风气自息。也可以用敷和汤或苓术汤。具体用什么方，要看这个人是否是六辛年、丑未之年、巳亥之年或六壬年出生的。如果病人有寒湿之象，又出生于丑未之年，脉象表现为濡脉或者沉滑脉，则可选备化汤。同样为寒湿之象，但左尺脉沉甚，表现出肾水不足之象，可用五味子汤。如果表现出木土之象，脉象偏弦，又出生于壬年，可用苓术汤。如果有木土之象，且眠浅易醒，兼有少阳相火之象，可用敷和汤。

水运不及，相应脉象为左尺脉沉，土乘克水，则右关脉滑。

（二）五味子汤方义

组成：五味子　附子^{炮去皮脐}　巴戟^{去心}　鹿茸^{燎去毛，酥炙}　山茱萸　熟地黄　杜仲^{制炒}各等分

煎服法：上锉散，每服四钱，水盏半，姜七片，盐少许，煎七分，去滓，食前服。

涸流之纪，肾虚受邪，则见寒象；脾土乘克则见脾湿之象。如此寒湿之象如果淡渗逐湿则伤阴，祛风胜湿则耗气，只有补肾水是要务。方中附子急助肾阳，遍走经络；熟地填补肾阴；五味子酸敛，收阴阳二气于坎中；三者补肾阴阳二气，又加强固护封蛰，全方位补肾之不足。鹿茸补血益髓治肾虚。杜仲、山萸肉补肝肾，除湿痹，利关节，补子实母。巴戟天除痹痛。生姜之量多至七片助驱寒之力。再用盐少许，以助肾。

综观全方，以补水制土为法。补肾为主，补肝亦助补肾；除湿痹、制土湿为辅。

当水运不及的时候，自然会表现为藏气不足，相应地，人会表现出秋冬季脉虚浮在上而沉不下去，血压高，口服降压药效不佳，此时可以用五味子汤治疗高血压，但是须注意，五味子汤所主脉象不是脉强有力，而多为左尺沉，或者是虚浮在上。2017 年（丁酉年）刚柔失守，之后出现三年化疠。2020 年（庚子年）以来，好多人表现为肝虚，临床可见困乏，早上不想起床，每天昏昏沉沉没有力量，左手的脉浮不起来。至辛丑年则补肾同时必要补肝，补肝进而补肾。

（三）运用五味子汤方诊断要点

当辨病证见肾虚等寒象，兼见土湿之象；辨人见病人素体寒湿，出生于六辛年，或者甲己之年，或丑未年；辨天见病人发病或就诊在辛年、甲己年、丑未年，脉象见左尺沉，右关滑等，病机为水不足，或土太过，土乘克水，可用五味子汤。

（四）临床应用

王某，女性，出生于 1971 年 3 月 2 日，2021 年 2 月 23 日初诊。

临床表现 腰痛，腰腿凉，甚至脚凉到疼痛。既往后背凉，近日每晚背热，出汗。食欲好，大便每日 2 次，成形，易醒，3~4 点醒，可再入睡。末次月经 2020 年 11 月 14 日，至今未来月经。舌暗红，苔薄白微腻，脉左沉涩、左尺脉沉甚，右稍弦滑。

审象握机思路 病人因腰痛来诊，怕冷，脚凉到疼痛，晚上睡觉要穿保暖袜或加厚袜，甚至想穿鞋睡觉，这是寒在下。她的脉是左沉涩，左尺脉沉甚。同时，她还有热象，每晚后背很热。她以前后背凉，近期出现后背很热，而且还出汗。后背热、出汗，腿凉，是上热下寒。治疗上热下寒的方子有很多，须认真选择。用运气思维来分析，病人的寒湿象很重，太阳和少阴是从本或从标，但不从中。就拿太阳来说，当从标的时候，表现出热象；从本的时候，表现出寒象。这个病人是太阳寒水的本的寒象和标的热象都有，脉象表现为左脉沉涩，平素也是寒象为主，结合她出生、就诊都在辛年，故选用水运不及的五味子汤来治。

处方：北五味 15 g，制附片 9 g^{先煎}，盐巴戟天 20 g，净萸肉 15 g，大熟地 15 g，厚杜仲 15 g，鹿角片 9 g^{酒炖}，生姜 10 g。

服用五味子汤后，当晚病人即无后背热。服用 7 剂后，腰腿凉也明显减轻。

补充分析 因为病人有后背热，所以附片只用了 9 g，因为没有鹿茸，所以用了鹿角片。其实此案就是抓了水运不及、太阳寒水不足的病机。从标本中气角度也很好理解和分析这个病人的寒、热现象。她的热在后背，而后背是足太阳膀胱经所过之处，所以她的寒与热都在太阳。这样的情况比较少见，一般人是太阳寒化或者热化，而本病人则是寒化、热化均有，且寒化的象较重，热化的象轻。我从水运不及入手治疗，结果所有的问题都解决了，这是因为我抓对了运气特点，也借了当年辛年的运气之力。

第三章 六气时行民病证治 六方诊断要点与应用

五运有太过不及，六气也有临御，即司天的上临，在泉的下御，有六步的主气，也有加临的客气。六气主岁即司天、在泉，六气主时即主气、客气。三阴三阳六气胜负，可以从司天在泉、客主加临探寻。《三因极一病证方论》云："六气升降，有逆从胜复之差，凡不合于德化政令者，则为变眚，皆能病人。"针对六气司天在泉的不同，可"观其逆从，以药调和"，使用相应的六气方。

陈无择六气方排序自静顺汤起，至敷和汤止，本书尊陈无择之排序。

一、辰戌之纪静顺汤

（一）辰戌年运气、病脉特点

凡辰戌、子午、寅申年为六阳年，对应的天干均为阳干，均为气化运行先天，岁运先于司天之气而至。凡丑未、卯酉、巳亥年为六阴年，对应天干均为阴干，均为气化运行后天，岁运晚至。辰戌之年，太阳寒水司天，太阴湿土在泉，气化运行先天，岁运先于司天之气而至。大寒为每一年的气交，辰戌之纪，为气化运行先天之年，岁运可能在大寒前就已至。

辰戌年的天象特点为司天太阳寒水、在泉太阴湿土，相对应的辰星（即水星）、镇星（即土星）较明亮。辰戌年，司天的太阳寒水与在泉的太阴湿土水土合德，《素问·六元正纪大论》曰："寒临太虚……寒政大举……时雨乃涯。"即气候偏寒，雨水较多。然而，寒盛则火郁，所以并非这一年全年寒湿，而是火发待时。寒气下临，心气上从，火待时当其用。火发之后伴随寒复，时有雨霜。而且，还需考虑运的影响，如2018年戊戌年，太阳寒水司天，又逢火运太过，全年寒火交争。辰戌年的物象特点是湿化乃布，土润水丰。寒水司天，故天气肃；湿土在泉，故地气静。

辰戌年民病可见寒湿所致的肌肉痿、濡泻、中满不食、浮肿、筋脉不利、皮痛肉苛等。寒气下临，心气上从；寒盛火郁，则见血溢、身后痈肿。火性炎上，故见心热烦、嗌干、善渴。火灼金则见衄嚏、喜悲数欠。火发寒复，则见心痛、善忘。

脉象可见左尺沉，或见右关滑或濡，当火发之时，还可见左寸或右尺脉显。病证、人的体质和运气特点等多重因素均会影响脉象，其中运气对脉象的影响包括运、气的综合影响。脉象特点不会简单、绝对、一对一地呈现相应运或气的特点，而是随着客主加临的不同有所变化。值得注意的是，运气变化脉先知，通过脉象，可以握机于气候、物候、病候变化之先。

（二）静顺汤方义

组成：白茯苓　木瓜干^{各一两}　附子^{炮去皮脐}　牛膝^{酒浸}^{各三分}　防风^{去杈}　诃子^{炮去核}　甘草^炙　干姜^炮^{各半两}

煎服法：上锉散，每服四大钱，水盏半，煎七分，去滓，食前服。

太阳司天，寒气下临，阳气不令，治宜苦以燥之温之。方中防风治风行周身骨节疼痛，合附子可逐表里之寒湿。木瓜、白茯苓、牛膝除在下之湿、痿痹。炮姜、诃子肉、甘草益脾胃除湿。

综观全方，以温阳逐湿为治则。辰戌之纪疾病特点为除有寒湿之象，还可能有火郁的一些症状，而静顺汤内并无清热药，因为寒湿去，则火郁解，所以用药重点在祛寒湿，而非清火。但方中牛膝苦，诃子肉酸，可以制附子之燥烈伤津及助火灼金。除此之外，针对六步客主加临的不同，静顺汤也有相应的加减法。《素问·六元正纪大论》中指出："同寒湿者燥热化，异寒湿者燥湿化，故同者多之，异者少之。"同寒湿，即指辰戌年逢甲、丙、庚年，此时用药宜燥热化，方中温阳燥热药可多用，附子量可相应增大。异寒湿，即指辰戌年逢壬、戊年，此时温热药要适当少用。临证之时，还需考虑病人体质因素。例如，2018 年（戊戌年），为异寒湿，并非所有人附子量都要少。跟随顾植山老师门诊可发现，同一天门诊中，有的病人附子用量只有 3 g，有的人却要用到 60 g，这是因为考虑了病人的体质寒热因素。我在北京门诊开方时，附子多用 30 g 左右，甚或更多，但到江阴跟诊时，发现顾植山老师给好多人所开方子中只用附子3 g，这是南北的差异。所以，如何做到用寒远寒，用热远热，用凉远凉，用温远温，要结合具体的病人临证表现、平素体质特点、运气因素，还要考虑因地制宜，综合分析。

由于六步气客主加临的不同，气候、物候、病候又有不同，司天方也会有相应的药物加减。

初之气，少阳相火加临厥阴风木，上一年卯酉年的在泉之气少阴君火与当年辰戌年的初之气客气少阳相火，二火相交，主气厥阴风木风从火化，所以气温上升快，草木早荣，民病多见温病，身热、头痛、疮疡、呕吐等，所以去燥热的附子，加枸杞子养阴治热中。

二之气，阳明燥金加临少阴君火，阳明肃杀，此时气温反而下降，倒春寒，司天太阳寒水之气自此才显现出来，二之气主气君火被抑制，火发待时。初之气生发的草木因气温下降而生长放慢。主气君火受抑制，阳气遏于内，故可见气郁中满。寒气乃始，仍加回附子来抵御寒气。2018 年初，北京气温上升快，清明节气温骤降，下了鹅毛大雪，呈现了阳明肃杀之气和司天寒水之气。有一例病人4 月初感冒，发热、咽干痛、干咳无痰、舌苔燥，用葳蕤汤1 剂退热，仅留有干咳、咽干，跟进戊年的麦门冬汤，2 剂后诸症消，跟进所剩第3 剂巩固疗效，结果遇清明节气温突降，寒水之气来袭，病人白带明显增多，清稀无异味，且外阴漫肿，不痛不痒不红，舌苔转为白腻。考虑病人素有脾虚便溏，遇寒气下临，加之麦冬润下，致寒湿下注而出现上述变化，果断改用静顺汤，1 剂获效。这例病人病情的变化，反映了天人相应，治疗时抓准运气特点，借天发力，故能快速收效。

三之气，太阳寒水加临少阳相火，司天寒水之气得以彰显，雨时降，民病寒。然而相火主气，故而民病反为热中，可见痈疽、注下、心热烦闷等。使用司天方时可去掉温性的附子、炮姜和酸性的木瓜，以免益火。加用人参补气，地榆凉血，枸杞子益阴治热中，生姜益卫发表散寒，白芷消散痈疡。2018 年三之气时，有位出生于癸酉年（1933 年）的老年女性病人因腰痛来就诊，述近期痔疮反复，便血，乏力，怕冷。舌暗红，苔薄白，脉略滑不静，左尺脉沉。病人素体阳气虚，出生于癸年，火不及亦是火，值戊戌年三之气，太阳寒水加临少阳相火，火热被遏而成痔疮便血，左尺脉沉为寒水之象，脉不静提示火热蠢蠢欲动，用静顺汤三之气方，服药后痔疮便血、腰痛同时缓解。学习五运六气之后，当病人病情随运气特点发生变化之时，能够知其然，亦知其所以然，还能够借天发力。运用司天方立起沉疴，这种心中了了的感觉，就是找到中医自信的根基。

2018 年（戊戌年）小满前我去跟师顾植山老师，对当时病人的脉象变化印象深刻！5 月 18 日跟诊时，前 3 位病人右尺脉均有力，左尺脉沉，说明虽未到小满日，但三之气主气少阳相火的脉已经显现，顾老师讲，少阳相火的气已经来了。当时老师用的即是静顺汤三之气的加减方。但是，随后的病人又都表现为双尺脉沉，少阳相火之象又不显了，可能司天寒水之气彰显所致，故而当时顾老师果断换用静顺汤二之气方，但附子用量减少。如此调整用药是因为从脉象中观察到了运气变化。随后 5 月 19 日下起了小雨，进一步证实了司天寒水之气的作用。这一系列变化，说明了以下几点。其一，脉象确实可以在气候变化前表现出运气的变化，通过脉象可以握机于气象、病象之先。其二，六步气交与岁气交接的时间并不能局限于某一天，甚至某一时，运气可能在其先后而至，例如2018年三之气太阳寒水加临少阳相火的气未在小满那一天至，在小满前3天即5月18日就已经有了少阳相火之气，只不过少阳相火之气很快又被司天寒水之气压制，所以，临证之时，要以象为准，不能拘泥于数推。其三，前述脉象变化反映了三之气客气、主气之间的胜复变化。由此可见，脉象并非只能体现脏腑盛衰，而是还可以反映天的动态变化，是天人相应的窗口。

四之气，厥阴风木加临太阴湿土，风与湿交争，风雨交加。回顾2018年，11月前有11个台风登陆我国，登陆时间集中在6~9月。万物秉主气湿土之化、夏秋之长、收而成。民病则因湿土而现肌肉痿、足痿、注下赤白，因风热而现大热少气。此时可加用石榴皮治疗筋骨挛痛、注下赤白。二之气阳明肃杀，君火受郁，三之气少阳相火主气又被太阳寒水客气压制，司天之气布，戊戌年的戊火被司天寒水克制，6~9月寒热交争，最终火郁发，全国大范围呈现高温天气，连一贯凉爽的东北都经历了高温桑拿天。火郁发之后，水复，所以2018年7月底北京大雨，8月山东大雨，这些自然现象都是随运气变化而成。

五之气，少阴君火加临阳明燥金，阳气复治，植物再长，并随在泉之湿土之气而化，应燥金主气而成。司天寒水的压制得解，所以民病舒。静顺汤原方不加减。2018年10月，有位出生于1977

年的病人来就诊，该病人哮喘复发，每晚 23 点左右躺下后喘咳不止，憋气，甚至不能平卧，气短乏力，脉左寸浮弦明显。从六经病欲解时看是在少阴时间段喘咳加重，咳喘憋气不能平卧，左寸脉浮弦，与子午年正阳汤的寒热持于气交所致咳喘等相符，左寸脉为少阴君火脉位，就诊之时正当少阴君火加临，故用正阳汤。服药 3 天，病人排气多，奇臭，之后憋气明显减轻，喘咳减轻，仅晚上咳几分钟。马莳在《黄帝内经注证发微》中指出，辰戌年五之气民病可表现为"血热妄行，肺气壅"。该病人临证表现也属肺气壅，故用正阳汤，以解热在上、寒在下、寒热相持所致的肺气壅塞不通。临床发现，戊戌年并非一定要用麦门冬汤或者静顺汤，张从正云："病如不是当年气，看与何年运气同，只向某年求治法，方知都在《至真》中。"运气分析要结合具体象而定。

　　终之气，太阴湿土加临太阳寒水，在泉之气正，湿令得行，与主气寒水合而阴凝，湿气布，阴沉雾霾天多，土胜木复，故而寒风时至。寒湿行于中，所以民病凄惨。受孕者秉土成化，如受风木克，则主胎孕不成。2018 年终之气的确雾霾天较多，当时的流感也表现为寒湿偏重，患病者多表现为恶寒、发热、身痛、乏力甚。记得 2018 年 12 月 8 日顾植山老师来北京参会期间，一些弟子问老师当时流感的诊治方向，顾老师指出，受终之气及当年司天在泉之气寒湿的影响，来年又是己年，土运不及，所以当时流感特点为内有寒湿，又感寒湿，建议选用王好古的神术散。当我们查看神术散仅有苍术（有汗用白术）、防风、生姜、甘草、葱白几味药时，对它治疗流感的效用表示怀疑。然而，临床试用之后，发现使用神术散治流感居然能半剂而愈，真正体会到了"对运气，一口汤"。那一年，龙砂弟子都知道了王好古的神术散，《中国中医药报》也发表了各地龙砂弟子使用神术散的验案集锦。

（三）运用静顺汤方诊断要点

静顺汤诊断要点也要从司病证、司人、司天来论。辨病证见寒湿之痹痛、中满、足痿，或见火郁之身热、头痛、气郁、瞀闷、少气、疮疡、痈疽，甚至注下赤白。辨人见病人素体寒湿，出生于辰戌年，或甲己年，或丙辛化水之年。辨天见发病、就诊于辰戌、甲己，甚或丙辛年等。脉象表现为左尺沉，或右关滑，火发之时可能还有相应的左寸或右尺脉显。在辰戌年使用静顺汤，还需要结合六气客主加临特点具体分析。

（四）临床应用

薛某，男性，出生于 1963 年 11 月 8 日，2018 年 2 月 6 日初诊。

临床表现 颈肩背僵痛 15 年。病人 2003 年在部队服役期间，为提高体质，防范 SARS，每日用冷水洗澡，持续 2 个月后，自觉颈肩背僵痛，如身负枷锁，颈部活动受限，多处推拿、针灸，稍有改善，但时有反复。自发病以来，汗出少。就诊时，颈肩背僵痛，活动受限，不自主扭动颈肩，并有小关节活动声，面色灰白，眉头紧蹙，烦躁，言语易激惹。食纳可，眠可，夜尿 2 次，大便有时不成形。怕冷，无汗。舌暗红，苔白稍腻，脉紧。

审象握机思路 病人主要表现为颈肩背僵痛、怕冷，并且发病以来很少出汗，初诊时脉紧，因冷水洗澡发病，为寒湿闭阻经络，太阳经枢机不利。出生于癸卯年，火运不及。发病在2003年，癸未年，太阴湿土司天，太阳寒水在泉，寒湿合德。就诊于戊戌年，太阳寒水司天，太阴湿土在泉，故其病机为寒湿闭阻，用葛根汤解肌发表。随后跟进静顺汤逐湿除寒。

处方：葛根20 g，生麻黄10 g^{先煎去沫}，桂枝10 g，杭白芍10 g，生姜片10 g，大红枣12 g^擘，炙甘草6 g。7剂，水煎服。

2018年2月13日二诊。服上方后汗出较多，且怕风，但颈肩背紧束感未见明显减轻，舌暗红，苔白稍腻，脉沉，尺脉甚。

处方：制附子9 g^{先煎}，宣木瓜10 g，云茯苓10 g，炮干姜6 g，煨诃子肉10 g，怀牛膝6 g，西防风10 g，炒甘草10 g，枸杞15 g。14剂，水煎服。

2018年2月27日三诊。服上方后病人汗出如常，怕风明显减轻，颈肩背紧束感减轻，自述如释重负。面色较有光泽，情绪稳定。食纳可，眠可，夜尿1~2次，大便基本成形。怕冷减轻，活动后可有汗出。乏力。舌暗红，苔白稍腻，脉沉有改善。

处方：守上方，制附子加至30 g。

服用7剂，病人颈肩背僵硬疼痛基本缓解，无怕冷。

补充分析　病人就诊时在初之气，静顺汤应去附片，但病人左尺脉沉，怕冷明显，故仍用附子。病人烦躁易激惹，有火郁之象，所以附子量不宜大。服用静顺汤后，病人痹痛、怕冷减轻，同时烦躁改善，可见寒湿得解，火郁得舒。三诊时尺脉仍沉，故大胆加量附子，之后诸症大减。辰戌年静顺汤初之气、三之气都应去附子，但临证之时，要具体结合病人寒湿情况，如若寒湿重，左尺沉明显，则仍可用附子。使用附子时除注意先煎外，还需考虑病人是否有火郁，掌握好附子用量。

二、卯酉之纪审平汤

（一）卯酉年运气、病脉特点

卯酉年，阳明燥金司天，少阴君火在泉，气化运行后天，后天时而至。金火合德，天象可见太白（即金星）、荧惑星（即火星）明亮。

卯酉年气象特点为炎暑大行，风燥横运，燥极而泽，阳明从中湿化，可见云雨。

卯酉年物象特点为燥金克伐导致木伐草萎。金令在上，故天气急；君火在下，故地气明。在泉的少阴君火，致冬季流水不冰，蛰虫仍见。

卯酉年民病特点为燥热之气为病的咳、嗌塞、寒热发暴、癃闭。燥金司天，肝木受邪，故见胁痛目赤、掉振鼓栗、筋痿不能久立。阳热甚，故可见小便黄赤、寒热如疟，甚则心痛。

脉象可见右脉大于左脉之阳明燥金不降之象。当然也要参六步客主加临的不同而审定。

（二）审平汤方义

组成：远志_{去心，姜制炒} 紫檀香_{各一两} 天门冬_{去心} 山茱萸_{各三分}

白术 白芍药 甘草^炙 生姜_{各半两}

煎服法：上锉散，每服四钱，水盏半，煎七分，去滓，食前服。

阳明司天，阳专其令，炎暑大行，故治宜咸以润燥抑火，苦以清之，辛以散之。方中天门冬化燥抑阳，《珍珠囊》言天门冬能保肺气，治血热侵肺、上喘气促。紫檀潜火以制火之炎上，远志导君火下行、交通心肾，二者共潜心火。阳明司天，燥气下临，肝气上从，肝木受邪，方用山萸肉补肝阳，白芍益肝阴。白术补脾气，与姜共护中焦，培土生金，防燥火伤金，同时散火。

综观全方，以抑火润燥为法，方中并未使用苦寒之剂泻火，而是以润燥、潜火、引火下行之剂降火，同时保肺护肝，乃降气而非降火。

随着卯酉年六气客主加临，天时、民病、治法也因之不同，审平汤也随之有相应的药物加减。具体加减如下。

初之气，太阴湿土加临厥阴风木，太阴湿土当令，地气迁，阴始凝，气始肃，水乃冰，寒雨化。寒雨水冰，皆阴凝之象。湿气为病，则见面目浮肿、善眠、鼽衄、嚏欠、呕。阴凝于外，阳郁于内，则见热胀、小便黄赤，甚则淋。加茯苓、半夏利水湿，紫苏理气和胃。

二之气，少阳相火加临少阴君火，阳气得以布，物得长气而生荣，民乃舒。但二火相加，且臣位君上，易生大疠。加白薇治邪气寒热；玄参凉血滋阴，治浮肿寒热积聚。其中白薇需用生姜汁拌炒，以免其苦涩刺激咽部引起呕吐。

三之气，阳明燥金加临少阳相火，司天阳明燥金之政布，气候凉爽。燥金客气与相火主气交合，延续二之气的二火叠加，燥极而泽。民病见寒热。故去白术之燥、远志之破泄、山萸肉之补阳；加丹参苦寒以治寒热，车前子利小便导火。

四之气，太阳寒水加临太阴湿土，寒雨时降。岁半之后在泉之气少阴君火主司，因寒凝于外，故见骨痿。火郁于内，故见暴仆、振栗谵妄、少气嗌干、引饮、心痛、痈肿疮疡、疟寒之疾、血便。加酸枣仁宁心火，车前子利水湿。

五之气，厥阴风木加临阳明燥金，厥阴风木春生之气行，可见草木生荣。民气和。审平汤原方不加减。

终之气，少阴君火加临太阳寒水，在泉的君火得以舒布，冬季气候反而温暖，流水不结冰，甚至可见蛰虫再现。冬季不冷，人自觉舒服，但是也可能有冬温之病。守原方不加减。受此运气特点影响，2017年（丁酉年）末、2018年（戊戌年）初的流感表现为外寒，内有燥热，顾植山教授指出此为冬温，推荐使用《活人书》中的葳蕤汤，全国各地弟子均用此方力克流感。方中白薇、玉竹养阴清虚热，乃针对燥热而设。若不用此养阴清虚热之剂，病人容易留有燥咳难愈。用葳蕤汤的流感病人覆杯而愈。

（三）运用审平汤方诊断要点

临证如见阳明燥金不降的咳逆、憋气、鼻肿、中热，或见燥热的谵妄、痈肿、便血、小便黄赤、心痛，或见肝受邪的胁痛、目赤、暴仆、振栗、筋痿等，病人素体燥热，出生于卯酉或庚年，发病、就诊于燥火年，如卯酉年等，脉象见右脉大于左脉，则考虑病机为阳明不降，可用审平汤。

（四）临床应用

华某，男性，出生于1969年7月25日，2020年10月9日初诊。

临床表现　头部反复痤疮，疼痛，痒，秋季多发，当年反复，至南方则缓，回到北方则甚。纳可，便干，梦多，入睡慢。舌暗红，苔薄微燥，脉弦滑，右大于左。

审象握机思路　辨病证：病人头部痤疮，主要在头皮，到环境潮湿的南方则减轻，到环境干燥的北方则加重，尤其秋季多发，便干，舌苔燥，可见为燥热所致。病人梦多，入睡慢，为阳明不降之象。辨人：病人出生于酉年，燥金司天；平素大便干，也是燥象。辨天：病人就诊于庚子年，金运太过，五之气为少阳相火加临阳明燥金，均为燥金，且有燥热。脉右大于左，也支持阳明不降之判断。辨病证、辨人、辨天均指向燥金不降，故可用审平汤。

处方：制远志10 g^{先煎1小时}，木蝴蝶15 g，天门冬20 g，山萸肉15 g，炒白术15 g，杭白芍10 g，炒甘草5 g，生姜10 g。7剂，水煎服。

服药后，病人头部痤疮减少、变小，睡眠也有所改善。继续守方跟进，至2021年秋都未再发病。

补充分析　方中远志需先煎，否则味辣，易导致咽部不适，引发呕吐。因没有紫檀，故用木蝴蝶代替。同样是痤疮，审平汤所治之痤疮病机为阳明燥金不降，前面附子山萸汤所治之痤疮病机为寒湿,可见痤疮之病机并非均为火热或湿热,并非都可清热消痈以治之,审证握机是关键。

三、寅申之纪升明汤

(一)寅申年运气、病脉特点

寅申之纪,少阳相火司天,厥阴风木在泉,气化运行先天,故岁运早至。天象特点可见荧惑星(即火星)、岁星(即木星)明亮。

寅申年气象特点为可见大暑以行,炎火流,大风暴举。风热敷布,寒气来复,则见雨湿天气。

寅申年物象特点为可见尘沙飞扬,风木在泉,地气扰。

寅申年民病则外发疮疡,内为腹满、泄泻。当内外交作,则见寒热之疟。风热乘于内,则见耳聋、呕吐;寒湿之气乘于外,则见面肿色变。相火在上,可见烦躁、血溢、目赤、郁热、头痛、烦渴、耳聋。火气下临,肺气上从,火灼伤肺,则可见咳嚏、衄蚵、鼻塞、口腔溃疡、寒热胕肿等。

脉象可见右尺脉显,或左关弦。

(二)升明汤方义

组成:紫檀香 车前子^炒 青皮 半夏^{汤洗} 酸枣仁 蔷薇 生姜 甘草^炙_{各半两}

煎服法:上锉散,每服四钱,水盏半,煎七分,去滓,食前服。

寅申之纪，少阳司天在上，厥阴在泉属下，火木同德，风热参布，治宜咸以抑火，宜辛宜酸以平木。方中酸枣仁味甘、酸，熟用则补肝阴，生用则清胆热，泄少阳火，寅申年风热参布，故常用生熟各半，既补肝阴，又泄胆火，防风火相煽。车前子味甘，利水通小便，除湿痹，泄肝家风热，与酸枣仁共用，调治司天相火与在泉风木。紫檀味咸，潜火下行。蔷薇味苦涩，清热除湿，除风热而散疮疡，兼清五脏客热。青皮、半夏、生姜，平肝和胃，散逆止呕。甘草缓急。

　　综观全方，以抑火平木为法，清胆热，引火下行，又平肝和胃，调和内外。

　　寅申年六气客主加临，会有不同的气象、物象、证象变化，升明汤也随之有相应的药物加减。

　　初之气，少阴君火加临厥阴风木，气温风摇直上，即使有一定寒气来，也不能改变客气君火与司天之气相火的温热。草木萌发早。温病起，热气怫于上，可见血溢、目赤、咳逆、头痛、血崩、胁满、疮疡。加白薇清风温灼热、血分之邪，玄参除气分之热。2022 年（壬寅年）初之气，临床所见火象病人明显增多，许多病人睡眠差，或入睡难，或早醒梦多，以早醒梦多者多见，可见司天少阳相火之气已发生作用，同时初之气客气少阴君火也如期而至。有位青光眼病人 2 月份时来就诊，双眼眼压 25 mmHg，眼胀，视物模糊，双眼结膜充血，晨起明显，右侧明显，伴头痛，手足凉。血压正常。在眼科行局部使用皮质类固醇药物、外用滴眼液等治疗，眼压下降不明显。病人平素大便干燥，2 日 1 行，夜尿 1 次，小便有泡沫。糖尿病，空腹血糖 7 mmol/L 左右。舌偏红，苔薄燥，脉滑，左尺沉，右尺显。考虑病人热怫于上，寒在下，予升明汤初之气方。服用 7 剂后，病人晨起双眼结膜充血明显减轻，视物模糊改善，复查眼压降至 17 mmHg。头痛缓解，而且双足已无凉感，在家中甚至可以赤足穿拖鞋。空腹血糖也有所下降，小便已无泡沫。升明汤清胆热，引火下行，故而目赤、眼胀等改善，且双足凉同时改善；平肝和胃，中焦得运，水湿运化如常，故血糖控制。

二之气，太阴湿土加临少阴君火，本为少阴君火，然太阴湿土加临，主气少阴君火被郁。虽厥阴风木上从少阳，但仍不能胜湿。客气湿土作用，故见云雨，白埃，雨乃零。风火受云雨压制，故民乃康。但湿土在上，在外，热郁于中，故还可见咳逆、呕吐、胸闷不利、头痛、身热、昏愦、脓疮等。加丁香醒脾降逆止吐。

三之气，少阳相火加临少阳相火，司天之气当令，二火叠加，气温炎热，热胜水复，故时有雨水。植物繁茂。民病特点均为火盛之象，如耳聋、血溢、脓疮、咳、呕、鼽衄、渴、嚏欠、喉痹、目赤，故善暴死。方加赤芍以清血分之热，加漏芦以清气分之邪，加少量升麻散火邪。

四之气，阳明燥金加临太阴湿土，阳明凉燥加临，故气候凉爽。风热主岁，气温时有升高。阳明肃杀，故白露降。风热受抑制，所以民气和平。因主气为湿土，所以可见胸满闷、身重。加茯苓利湿除满。

五之气，太阳寒水加临阳明燥金，寒水加临，风热去，气温下降，雨水时见。秋季之时，寒水闭藏之气当令，故见草木树叶早凋落。应当注意避寒保暖。守原方。

终之气，厥阴风木加临太阳寒水，在泉之气厥阴风木当令，故时见大风。冬令应藏，因客气厥阴风木的作用，地气反而上行，故见霜雾，植物冬令再荣。冬令失之闭藏，肾气上凌心，则见心痛。肾不纳气，则见咳。加五味子引阴阳二气于坎中，助封藏。

（三）运用升明汤方诊断要点

临证见相火在上的烦热、目赤、血溢、烦渴、头痛、心烦不得眠等，肝气犯胃的呕吐，火灼肺的咳逆、鼻塞、口疮等风热参布之象，病人平素火热偏胜，眠浅梦多，出生于寅申年，发病或就诊在寅申年，脉象诊得右尺显或滑，或可见左关弦滑，则病机为风火相煽，当用升明汤抑火平肝。

（四）临床应用

王某，男性，出生于 1968 年 11 月 8 日，2020 年 11 月 12 日初诊。

临床表现　齿龈炎，影响进食。近几月体重减轻，反复齿龈炎，体检发现空腹血糖 11.1 mmol/L。无明显"三多"症状，小便无泡沫。大便黏滞，睡眠欠佳，早醒（5 点醒）。小便黄。舌暗红，苔薄黄，脉左沉，右弦，右尺显。体检发现血糖、血脂均高，颈动脉斑块、甲状腺结节。

审象据机思路　病人因反复齿龈炎发现糖尿病，其病症表现主要为近 2 个月来反复齿龈炎，火热在上，早醒为少阳象。大便黏滞、小便黄为湿热之象。病人出生于戊申年，同风热，平素眠浅梦多，怕热，易上火。发病时间为9月底，在庚子年五之气，为少阳相火加临阳明燥金，有相火因素。脉右弦左沉，且右尺脉少阳脉明显。综合分析，其病机在少阳火热，可用升明汤。

处方：整生酸枣仁20 g^{先煎半小时}，整熟酸枣仁20 g^{先煎半小时}，木蝴蝶20 g，车前子20 g^包，小青皮6 g，法半夏10 g，生姜10 g，炒甘草10 g。

服用7剂后，病人齿龈已不痛，自觉精神明显改善，睡眠明显改善，6点多方醒。自测空腹血糖7.2 mmol/L。大便通畅，小便不黄。面色红润。舌暗红，苔薄燥，脉左沉。继续守方跟进14剂，配合饮食控制与锻炼，未使用降糖药，血糖恢复正常。

补充分析 病人出生于戊申年，同风热，素体少阳相火之气胜，感庚子年五之气客气少阳相火之气而发病。病人不在寅申年发病，却因感受庚子年五之气的客气而发病，可见，客气、主气与体质特点相合之时，人易感。追问得知，病人并无糖尿病家族史，故其血糖异常乃运气所致，抓运气病机，随运选方，避免了病人糖尿病迁延难愈的烦扰。由于药房没有蔷薇根，故未用。也可用白残花代蔷薇根。酸枣仁不论生熟，都要用整颗，先煎半小时。

四、丑未之纪备化汤

（一）丑未年运气、病脉特点

丑未年，太阴湿土司天，太阳寒水在泉，气化运行后天，生长化收藏之气均晚至。天象特点可见镇星（即土星）、辰星（即水星）明亮。太阴司天之政，气象上会有大风时起。太阴湿土司天，太阳寒水在泉，寒湿合德，就会"阴专其政，阳气退避"，寒湿之象明显。太阴湿土司天，湿气比较重，就会原野昏霧，白埃四起，寒雨数至，即雾霾天比较多，雨水也多。2020年（庚子年）雾霾很少见，一些文章说我国的环境治理得好，所以雾霾减少了。而2021年（辛丑年），雾霾天较多，是国家治理得不好了吗？当然不是，2021年的雾霾天较多只是辛丑年运气特点所致。事实上，相比之下，6年前2015年（乙未年）的雾霾要严重得多，同是寒湿年，2021年雾霾减少，正是得益于国家的治理。在环境治理越来越好的情况下，依然会有些年份雾霾多，这便是运气使然。丑未岁还会有冰雹，2021年三之气，多地出现大冰雹。

丑未岁的物象特点为"天气下降，地气上腾……物成于差夏""阴凝于上，寒积于下……杀气乃行"，阳气呈现不出，呈现出的是寒湿的象。岁半之前是司天之气为主，太阴从本，故云雨多。岁半之后，地气、在泉之气太阳寒水主之，太阳从标又从本，从本则寒，从标则热，所以既会有寒象，也可能有热象。所以，2021年（辛丑年），水运不及，又逢太阴湿土司天，太阳寒水在泉，并非一定是寒冬，反而冬季也有气温相对高之时，这与在泉之气太阳的热化有关。

丑未之岁，民病特点为腹满、浮肿、痞满呕逆、拘急、寒厥等感受寒湿的表现。湿气下临，肾气上从，水气上乘，所以胸中不利。肾气上从，下虚，则见阴痿、腰脃痛、转侧不利。阳气不起，则手足逆冷。这些都是感受寒湿，湿困下虚之象。2021年有一些病人晨起关节僵痛，几秒钟就缓解。有一位典型的女病人，她在2021年有晨起手指关节僵痛症状，追问病史，病人几年前生育时是夏季，当时曾用凉水洗衣。当年并未感不适，却在辛丑年病发，是因为她所感受的寒湿之气在寒湿年才会表现出来。她并非丑未年出生的人，但她在丑未年常见寒湿痹阻的关节痹痛，就给她用了丑未年的备化汤，仅服药1周就病愈。告知病人当年不要饮冷，不要过多地接触凉水，尤其不要涉水。

丑未年的脉象可能表现出右脉（尤其是右关脉）滑、濡等湿象。左尺脉相对沉，是寒水的表现。

（二）备化汤方义

组成：木瓜干　茯神^{去木}_{各一两}　牛膝^{酒浸}　附子^炮_{各三分}　熟地黄　覆盆子_{各半两}　甘草_{一分}　生姜_{三分}

煎服法：上锉散，每服四大钱，水盏半，煎七分，去滓，食前服。

丑未之纪，阴专其政，阳气退避，治宜苦燥温之，甚至发泄湿气。方中附子温热通行上下，逐湿除寒；寒湿甚，阴极则火郁而上行，熟地可以滋阴补血，同时又能制附子的热性；覆盆子补虚续绝；牛膝、木瓜治关节痛；茯苓和中除满；生姜、甘草调中，同时可制熟地滋腻，也可缓附子甘温伤阴。

综观全方，以逐湿除寒为治则，补虚利关节，除满和中，脾肾同调。

由于六步客主加临的不同，自然和人又会呈现出不同的象，备化汤也有相应的加减。

初之气，厥阴风木加临厥阴风木，厥阴春生之气正，气温升高，大风时来。风与司天之湿相薄，雨乃后。厥阴风木主事，民病血溢，筋络拘强，关节不利，身重筋痿。依正方。

然而，时有常位，气无必也，2021年初之气风来得比较晚，到惊蛰才现，而且初之气自然呈现春生不足，反而是燥象明显，这是因为丁酉年以来木虚，加之上一年，即2020年（庚子年）金运太过，终之气客气也是阳明燥金，燥金阻滞，厥阴风木降而不下，故气候偏燥，物候来迟。厥阴风木在惊蛰后郁发，所以北京地区迎来了很强劲的沙尘暴，整个世界都变成了黄色。

二之气，少阴君火加临少阴君火，大火正，火与司天之湿相薄，雨乃时降。火土合德，物化如常。民病温厉大行。故去附子之热，加防风以散邪，天麻熄风以御火。事实上，2021年二之气的气温并没有很快升高。至5月气温上升，才出现二火叠加的象，有些人出现眼干涩、结膜红、鼻流血等症状。往年有过敏性鼻炎的人，此时更多表现为过敏性结膜炎，用辛丑年预防方——大补肾汤合神术散（生地10g、竹叶10g、泽泻6g、桂枝6g、干姜6g、北五味6g、苍术10g、防风10g、甘草6g）治疗，往往1剂收效。

三之气，太阴湿土加临少阳相火，司天太阴湿土之气布，雨乃时降，寒乃随之，感于寒湿，则民病身重、胕肿、胸腹满。加泽泻以逐三焦停湿。丑未岁气化运行后天，三之气太阴湿土也推后郁发，之后出现河南、山西的暴雨。土湿胜，木气来复，湿在上火在下，又有木复的风气加强了气流强度，强气流引动大气中下部气温高的云层向上，若遇气温低的冰层，就容易形成冰雹降下来。2021年6月份，北京冰雹的力量之大非常罕见，冰雹甚至有鸡蛋大，在北京郊区甚至有太阳能热水器的光板被冰雹完全砸透。自然现象很好地呈现了运气特点，了解运气，把脉运气，还是要从自然现象中观察探究。

四之气，少阳相火加临太阴湿土，阴湿之气与火气否隔，地气上腾，白露阴布，万物以成。民病腠理热，血暴溢、疟、心腹满热、胪胀、甚则胕肿。依正方。

五之气，阳明燥金加临阳明燥金，肃杀之气显，寒露下，霜早降，草木黄，树叶落。寒气及体，君子应注意保暖，民病皮腠。依正方。2021年五之气，阳明燥金叠加，本该燥象当道，然而9~11月，北京地区的雨水时现。本该肃降当时，但树叶没有按时凋落，而且气温还相对升高了。在全国龙砂微信群里看到大家的讨论，有人说可能是因为水运不及，火气反侮。也有人分析说是因为寒湿太过，火郁发。还有一种可能，就是下半年的在泉之气太阳寒水，当它寒化的时候，就是寒象，当它热化的时候，就会出现温度偏高。阳明燥金迟至，所以树叶迟迟不落。丑未年气化运行后天，这一年的生长化收藏均会推迟，五之气燥金之象也会推迟。

终之气，太阳寒水加临太阳寒水，寒湿合德，霜积阴凝，水坚冰、阳光不治。感于寒，则关节禁固，腰脽痛。依正方。事实上，2021年终之气并没有呈现寒冷，阳光不治，寒湿凝聚，反而冬至至大寒，北京地区气温0℃以下天数仅有6天，家中有时还可见小飞虫的影子，天气比较燥，门诊所见舌苔偏燥者也居多，可见五之气燥金之气延续至了终之气。本以为终之气时可能会大量使用五味子汤，然事实并非如此。

（三）运用备化汤方诊断要点

当病症表现为寒湿、腹满、浮肿、手足逆冷、拘急、腰痛、转侧不利、筋脉痿弱、胸膈不利等象，病人平素寒湿重，出生于丑未年或辰戌年，发病或就诊在丑未年，脉象见右关濡，或左尺沉，则病机为寒湿，可用备化汤。

（四）临床应用

史某，男性，出生于 1946 年，2021 年 5 月 21 日初诊。

临床表现　病人 2021 年 4 月脑出血后合并肺部感染，高热昏迷持续 1 个月，在北京数家医院的重症监护室辗转，多种抗生素联合用药，仍不能控制发热。到重症监护室会诊之时，病人意识障碍，肺部有大片感染灶，胸腔积液，在使用注射用美罗培南（美平）、大环内酯类和抗真菌药联合治疗。当时病人神昏、痰多，吸痰器里有很多白色的痰，咽喉部痰声明显，需要反复吸痰，手脚冰凉。当时北京气温 30~32℃，重症监护室的空调温度很低，老人家只盖了毛巾被。

审象握机思路　病人出生于丙戌年，询问家人得知，病人平素怕冷，在空调房这样的环境下，只盖毛巾被，则易寒气侵袭，所以他手足冰凉，大便溏，每日 7~8 次，甚至数不清次数。病人表现出一派寒湿象，虽然在发热，但他素体寒湿，又有表寒，所以用备化汤合神术散治疗。王好古的神术散，针对的是素体寒湿，又感表寒，与备化汤合用，可加强逐湿除寒作用，同时能顾护中焦。

处方：制附片15g，宣木瓜20g，茯神15g，怀牛膝10g，大熟地15g，砂仁泥5g，覆盆子10g，炒甘草6g，生姜9g，西防风15g，苍术20g。3剂，颗粒剂，冲服，每日1剂。

病人5月22日开始服用，当天服药1次，晚上就没有再发热了。到23日上午，仍未发热，家人很感激。当时我的第一反应是问老人手脚还凉不凉，我很关注他寒湿的象有没有改善，如果没改善，有可能还会再发热。会诊时还交代了要给病人加盖被子，注意保暖。3剂药服完，病人未再发热。5月24日病人清醒了，可以打招呼，做手势，仍然痰多，大便溏明显改善，每天3~5次，手脚凉也改善了，苔仍然白腻，脉沉滑，左尺沉甚。继续用备化汤5剂，之后病人痰减少，呼吸机间断使用，每日1~2小时。继续用备化汤5剂，后撤呼吸机，转到康复医院进行康复治疗。

补充分析 通过简单的备化汤加神术散退热，随后用备化汤进一步逐湿除寒，便使这样一个重症病人逐步康复了。通过这个案例，我们可以确认，只要病机是寒湿，即使发热也可以用附子。神术散中的葱段一定要用，因使用颗粒剂，而颗粒剂中无葱段，故可用葱段煮水冲药。

审证求因，要注意观察病人生活习惯及环境，查找可能引发疾病的因素，进行正确的健康宣教与指导，以助于病情恢复。本病人身处空调房中，当时有意识障碍，不能表述寒热，但其手足凉、有大量白稀痰、大便溏泄等症状，提醒了寒湿侵犯的可能，故而会诊时叮嘱使用中药的同时，要注意为病人加衣被，看似简单的提醒，实则对其疾病向愈有很大帮助。

五、子午之纪正阳汤

（一）子午年运气、病脉特点

子午年，少阴君火司天，阳明燥金在泉，气化运行先天。天象特点为荧惑星（即火星）、太白星（即金星）明亮。

少阴在上，阳明在下，故这一年为热加燥。司天少阴君火可寒化，则可有寒雨；在泉阳明燥金从湿化，也可见雨湿。所以，子午年雨水常降。君火司天，所以大暑流行。在泉肃杀至，可见草木变。

热病生于上，清病生于下，寒凌火，热凌金，水火寒热持于气交，故见热病在上的咳喘、血溢、血泄、目赤眦疡、嗌干、肿上、衄嚏、鼻窒，甚或大暑流行所致疮疡；清病在下的心痛、腰痛、腹大；在泉之气阳明燥金至，则肝木受邪，还可见胁痛、善太息。

脉象可见左寸浮弦，或为来盛去衰的勾脉。

（二）正阳汤方义

组成：白薇　玄参　川芎　桑白皮^炙　当归　芍药　旋覆花　甘草^炙　生姜各半两

煎服法：上锉散，每服四钱，水盏半，煎七分，去滓，食前服。

子午之纪，热病生于上，清病生于下，寒热凌犯而争于中，故治宜咸以软之，而调其上，甚则以苦发之；以酸收之，而安其下，甚则以苦泄之。方中当归味甘，可升可降，活血而不走，止诸血妄行，除咳定痛，以补少阴之阴；川芎味辛，主一切血，治风痰饮发如神；玄参苦咸，治寒热积聚。三药合而调在上之少阴。桑白皮味甘悦肺，芍药味酸益金，旋覆花重以镇逆，本《黄帝内经》酸以收之，而安在下之阳明。白薇味苦，和寒热，有维持上下之功。生姜、甘草一散一和调气机。

综上所述，正阳汤以泻热和寒为法，方中以咸清上热，以酸收降在下的寒清，使相持于气交的寒热得散得解。

子午年六气客主加临不同，会有相应的气象、物象、证象的变化，正阳汤也有相应的加减。

初之气，太阳寒水加临厥阴风木，上一年巳亥年终之气少阳相火迁，本年初之气太阳寒水加临，所以气温下降，霜复降，水又结冰，初气主气风乃至。阳气郁，蛰虫伏藏。阳气受郁，民病关节禁固，腰脽痛。初之气后期，二之气炎暑将至，也可见疮疡。加杏仁、升麻利气郁止痛。缪问用酸枣仁，而非杏仁，临证可视具体情况而定。

二之气，厥阴风木加临少阴君火，气象可见大风来，因君火的寒化，寒气时至。初之气受遏的阳气得以输布，春季生发之气正，万物荣发。少阴寒化，则见病淋、目瞑；少阴热化，则见目赤、气郁于上而热。加车前子明目，茯苓通淋。

三之气，少阴君火加临少阳相火，少阴君火之政布，大火行，气候炎热，时有少阴寒化，故寒气时至。君火长气胜，可见植物生长茂盛蕃鲜。寒气凌心，故见心痛。热在上，则见咳喘、目赤。加火麻仁、杏仁平肺开肺润肺。

四之气，太阴湿土加临太阴湿土，暑湿盛，空气湿度大，大雨时行。民病寒热、嗌干、黄疸、衄衊、饮发。加荆芥入木泻火，止妄行之血；加茵陈入土，主湿热之黄。

五之气，少阳相火加临阳明燥金，相火加临，气温回升，暑热反至，万物得长气而繁茂。民病温，依正方。2020 年（庚子年）五之气，无锡的樱花树原本树叶已掉光，竟然又长出嫩芽，并且大量樱花再开。一位曾在 2018 年（戊戌年）五之气哮喘发作服用正阳汤而解的病人，在 2020 年（庚子年）9 月 22 日再发哮喘，每晚 24 点左右喘憋而醒，胸中气满，1~2 点减轻。手足心热，少量黄痰。且近 2 个月排卵期出血，末次月经 9 月 17 日，尚未结束。舌暗红，有紫气，苔薄，脉沉涩，左寸脉勾。病人在子年再次发病，而且在晚间子时喘憋明显，故责之少阴；手足心热及脉象也支持少阴君火之诊断，故用正阳汤 7 剂。服药期间，病人仅有 1 次在 1~2 点喘醒，之后未再有夜间喘憋。咳嗽减轻，痰减少，痰色转白，早醒，梦多，两胁胀。病人自述服药前排气困难，气在体内上下攻窜不得出，使劲排气则眼鼓胀，服药后排气顺畅。可见，病人之表现的确为少阴君火之象，而且有寒热持于气交的气机升降失常。服药后曾有厥阴时段喘憋，随后自解，仍余少阳时段早醒症状，用柴胡加龙骨牡蛎汤跟进。后追访，9 月未出现排卵期出血，可见其排卵期出血也是子午岁君火的作用所致。庚子年类似数例排卵期出血，皆使用正阳汤治愈。

终之气，阳明燥金加临太阳寒水，阳明燥金之令行，气交之余火内格，主气寒水之气时至，气温寒热波动，可见霜雾。民病可见热郁的肿于上、咳喘，甚则血溢。寒气来袭，可见皮腠为病、少腹痛、寒中。加苏子下气，助阳明降，引余火下行。

（三）运用正阳汤方诊断要点

临证见热在上的目赤眦疡、咽干、衄衊，寒清在下的腰痛、关节禁固等，寒热相持的喘憋胸闷；素体上热下寒，又出生于子午年；发病或就诊在子午年；脉象见左寸脉弦滑或勾，则可考虑正阳汤。

2020 年（庚子年）金运太过，肝木受邪，病人表现为肝虚、阳气不升，同时阳明太过、壅塞不降的升降失常。少阴君火与在下的阳明燥金相持，也会气机升降失常。所以，2020 年的病证特点多为升降失常，临床治疗也当以调升降为要。

（四）临床应用

夏某，女性，出生于 1990 年 4 月 18 日，2020 年 8 月 20 日初诊。

临床表现 生育后漏奶 1 个月。病人己亥年曾因婚后 1 年未孕来就诊，口服中药 1 个月后受孕，于庚子年 7 月 3 日顺产，因漏奶严重来就诊。病人自述乳汁常自行流出，且乳汁清稀量少，每日需给孩子添加奶粉 3 次以上。纳可，大便调，1~2 日一行。乏力，气短，不怕冷，口渴喜饮水。追问得知其产后恶露排出较少。舌暗红，苔薄，有部分剥脱，脉沉，左侧甚。

审象握机思路　病人漏奶，乳为血之余，故而考虑为血溢的一种表现形式。病人气短乏力，产后恶露排出不畅，左脉沉甚，考虑其为阳气不足，气不行血。病人出生于庚午年，发病在庚子年，乃因寒热相持，气机升降失常，而成漏奶之势。故用正阳汤调气机，调枢降。加黄芪助阳气。

处方：西当归15 g，大川芎10 g，润玄参15 g，东白薇5 g^{姜汁拌炒}，桑白皮12 g，杭白芍10 g，旋覆花10 g^包，炙甘草10 g，生姜片10 g，生黄芪12 g。

服用7剂后，病人漏奶少发，奶水清稀明显改善，每日只需给孩子添加1次奶粉。乏力、气短均改善，口渴喜饮水明显改善。舌暗红，苔薄，剥脱减少，脉沉，左侧仍较甚。上方加牛膝、木瓜继服。追访病人，漏奶止，且奶水暴增。

补充分析　许叔微讲，妇人平居，水养木，血养肝。方未受孕，则下行之为月水，既孕则中蓄之以养胎，及已产则上壅之以为乳，皆血也。故而产后乳汁皆为血化，将漏奶理解为血溢无误。用正阳汤调畅气机后，不仅漏奶止，而且奶水增多，可见为气行则血行，乳汁得化。

六、巳亥之纪敷和汤

（一）巳亥年运气、病脉特点

巳亥年，厥阴风木司天，少阳相火在泉，气化运行后天。天象特点可见岁星（即木星）、荧惑星（即火星）明亮。

气象、物象特点可见厥阴的风行太虚，云物摇动。在泉的少阳相火上从厥阴，故而气候炎热，树叶焦赤而落，还可见云雨。因少阳相火在泉，故冬季反而流水不冰，蛰虫不藏。风燥火热，胜复更作。

风木司天，则风病行于上；相火在泉，则热病行于下。风气下临，脾气上从，肝木乘克脾土，可见体重，肌肉痿，食欲差。风病在上，可见目转耳鸣，热病在下可见失眠多梦。

脉象可见左脉或左关脉弦，右关濡滑，右尺有时显，为在泉相火之象。

（二）敷和汤方义

组成：半夏^{汤洗}　枣子　五味子　枳实^{麸炒}　茯苓　诃子^{炮去核}干姜^炮　橘皮　甘草^炙_{各半两}

煎服法：上锉散，每服四钱，水盏半，煎七分，去滓，食前服。

巳亥之纪，风病行于上，热病行于下，风燥胜复行于中，治宜以辛调其上，以咸调其下。方中半夏味辛，合茯苓祛湿除黄。酸枣仁生用，能泻相火。以五味子之咸制在下之火。厥阴风在上，以橘皮味辛消痰泄气，以甘草甘平缓之。枳实除胃中湿热，消心下痞痛。橘皮同诃子醒胃悦脾。炮姜温右胁之冷。

综观全方，以泻火平木为法，缓在上肝木之动摇，降在下相火之炎上，又调中焦，悦脾泄脾湿，顾护周全。陈无择方中之枣子应为大枣，缪问方中更用酸枣仁，因有相火在泉因素，故而用酸枣仁合适。

已亥年六气客主加临不同，会有相应的气象、物象、证象的变化，升明汤也有相应的加减。

初之气，阳明燥金加临厥阴风木，初之气阳明肃杀之气加临，故见寒始肃，杀气方至，抑制万物生发之势。左东方风木，右西方燥金，阳明燥金加临，故见右下寒。加牛蒡子平润肺，导炮姜至右胁下。2019 年（已亥年）3 月，有一位出生于 1971 年的男性病人来就诊，希望做全面检查，因为他右胁下不适 1 个月了，超声检查提示脂肪肝，他担心有其他问题。食纳可，大便不成形，黏滞。舌淡暗，有紫气，苔白腻，脉弦滑。病人在已亥年初之气出现右胁下不适，不排除乃燥金加临所致，其出生于亥年也可佐证。故而予敷和汤初之气方，建议病人服药 1 周后复诊，再定是否进一步检查。结果病人服药 1 周后症状完全消除，当然也不需要进一步检查了。

二之气，太阳寒水加临少阴君火，寒水加临，所以寒不去，寒雨数至，甚至霜乃降，下雪结冰。主气君火被遏，新长出来的小草上面焦萎，阳复化，民病热于中。加麦冬和阳治伏火，山药益土。2019 年（已亥年）在这一阶段，自然界表现为寒郁着火，同时有己年土运不及的土湿，来就诊的病人好多也表现为既有火热，又有寒，同时还有脾湿，正好切合六丙年黄连茯苓汤的象，所以这段时间，门诊中有一半的病人需要开黄连茯苓汤，有些病人结伴而来就诊，发现医生所开处方一样，还很疑惑地回来询问，待被告知这是因为人受自然的影响所致，又似懂非懂地取药回家。待到复诊时，不适症状消失或好转才确信原来人与自然真的是相应的！

三之气，厥阴风木加临少阳相火，司天厥阴风木之政布，风乃时举。民病泣出，耳鸣，掉眩。风胜则金复，故加紫菀清金平木。有位出生于 2006 年的男孩，在 2019 年 7 月来诊，反复头痛 1 年，再发半个月，颞侧疼痛，严重时伴恶心、呕吐，颈肩疼痛，睡眠欠佳，梦多。性急易怒，好动。舌淡红，苔白微腻，脉弦。病人之疾在己亥年三之气复发，有性急易怒、好动的风象，眠浅梦多，有少阳火。脉弦也是风木之象。故而用敷和汤三之气方，病人服药后头痛大减，情绪改善。

四之气，少阴君火加临太阴湿土，暑湿热相搏，表现为司天厥阴风木的左间气少阴君火的象。湿热相搏，则见民病黄疸、胕肿。加泽泻逐湿，山栀清湿热。

五之气，太阴湿土加临阳明燥金，燥湿更胜，天气阴沉，风雨至，寒气伤及人体。依正方。

终之气，少阳相火加临太阳寒水，相火司令，阳气大化，蛰虫出现，流水不冰。草因生长之气而再生，人因阳气大发而舒。疾病特点表现为温厉。依正方。

（三）运用敷和汤方诊断要点

临床运用敷和汤，也需从辨病证、辨人、辨天三个层次来分析。临证如见风病在上的目眩、耳鸣，或见相火之象的失眠多梦，或见太阴湿土被风木克伐的体重、肌肉痿痹、食欲不佳；辨人如有病人素体有肝胆风火之象，同时脾虚有湿，出生于巳亥年，或寅申年，或壬年，或己年，有肝木克脾土的体质基础，或兼有一定相火；辨天可见其发病或就诊在巳亥年；脉象表现为左关脉弦，或有些右尺脉显，则其病机为木土关系，同时有一定相火因素，可用敷和汤。

（四）临床应用

高某，女性，出生于1947年7月25日，2019年5月8日初诊。

临床表现　因腰痛来诊，但诊察时发现其右耳后皮疹，皮肤增厚，有破口，有渗出，瘙痒明显，出汗后刺痛难耐。病人表述曾用中西医治疗，均未果。纳可，有时胃胀，偶有嗳气，大便黏，每日1次。眠欠佳，眠浅梦多。舌胖，苔白厚腻，脉左弦，右濡。

审象握机思路　病人耳后湿疹，位置为少阳经所过之处，同时有眠浅梦多，说明其有少阳象。另有胃胀、嗳气、便黏，脉左弦右濡，可见有肝木偏胜，克伐脾土之象。病人平素睡眠欠佳，大便溏，出生于丁亥年四之气，君火加临湿土，体质有湿热。发病时间不确定，就诊时间在己亥年二之气，太阳寒水加临少阴君火，民病热中。辨病证、辨人、辨天都支持病机为肝木克伐脾土，兼有少阳火，故可用敷和汤。

处方：法半夏10 g，北五味10 g，江枳实6 g，云茯苓20 g，煨诃子肉6 g，炮姜6 g，陈皮6 g，炙甘草10 g，整生酸枣仁20 g^{先煎}，怀山药20 g。

服药1周后病人未来复诊，约3周后来诊，右耳后湿疹仅耳根部留有一点，已经完全没有皮肤增厚、破口、渗出。询问其为何未来复诊，病人述服药后湿疹基本好了，已经没有痛苦，胃胀等也已消除，腰痛也减轻，故未来就诊，近日腰痛反复，方来诊。继续跟进敷和汤三之气方，上方去山药加紫菀。1周后复诊，湿疹痊愈。

补充分析　敷和汤全方并无治疗皮肤病专用药，之所以能够对这样的顽固性湿疹有效，是因为在审证握机基础上，因机制方。临证之时，不论什么病，关键是将临床表现与病人体质、发病或就诊时运气特点的影响进行综合分析，确定病机。病机明确，则可同病异治，也可异病同治，而不再拘泥于病。

第四章　三因司天方的灵活应用

三因司天方的应用并非仅仅局限于就诊当年的运或气方，也不仅仅局限于出生时的相关运或气方，而是根据辨病证，结合出生时运气特点及平素症状特点辨人，结合发病或就诊时运气特点与就诊时症状特点辨天，综合审查病机，随病机选方，病机符合就诊或发病当年运气，则选当年方，如符合出生时运气特点，则选用出生时的相应运或气方，如都不符合，则看是符合哪一年的运气特点而选相应的司天方。本章中，主要用一些案例介绍三因司天方的灵活应用。

一、应就诊年运气特点的司天方应用思路

《素问·天元纪大论》指出："气有多少，形有盛衰，上下相召，而损益彰矣。"在天之三阴三阳气有多少，在地之五行形有盛衰，在天之气与在地之形相感召，而呈现损益或德化政令灾变，身处天地气交的万物由之，而人也应之。同样的年份，并非所有人都会感受当年的运气特点而发病。人是否会感受当年的运气特点而发

病，要看人的体质与当年运气是否相关。也就是说，就诊病人是否可以用当年的司天方，要看他是否存在与当年运气相关的体质或发病诱因，临床表现是否符合就诊时的运气特点。具体如何审象握机，且参看以下医案。

案 1　胡某，女性，出生于 1993 年 9 月 28 日，就诊于 2021 年 3 月。

临床表现　湿疹反复发作多年，近 1 个月全身散发。刻下症见：颈部及手指、手掌湿疹，皮疹色红，水疱，脱皮，渗出，遇水则加重，渗出液太多，手指需用纱布缠绕，洗脸都需要戴着手套。大便不成形，质黏，每日 1~2 次，眠欠佳。自觉沉重、困乏。舌淡红，有齿痕，苔薄白腻，脉沉滑，左尺沉。

审象握机思路　病人看似皮疹色红，但脉沉明显，语声低，大便黏，自觉身体沉重，困乏等，呈现出寒湿之象。病人出生于癸酉年五之气，火运不及，且阳明燥金司天，少阴君火在泉，五之气为厥阴风木加临阳明燥金，而病人平素大便溏，相对怕冷，脉沉，并非燥火之象。询问病情，得知其湿疹最初是由脚底所发，病人儿时足部擦伤破口，未愈合即去涉水，自那以后伤口久不愈合，甚至流水，时好时坏，慢慢地就发展成了全身湿疹。可见她最开始发病是因受了寒湿之气，当遇寒湿年（辛丑年），湿疹加重，所以其患之病机就是寒湿。针对寒湿，借天发力，选用备化汤二之气方。

处方：制附片 15 g ^{先煎}，宣木瓜 30 g，朱茯神 30 g，怀牛膝 15 g，大熟地 15 g，覆盆子 10 g，炒甘草 6 g，生姜片 10 g，西防风 15 g，明天麻 10 g。

服用 14 剂后，病人湿疹尽消，皮肤恢复光滑，大便基本成形，睡眠好，身体沉重感也减轻，面色由晦暗变得有光泽。

补充分析 本病人就诊时体质特点与其出生时运气特点不同，反而表现为寒湿之象，可见环境对其体质产生了影响，可能与其儿时足部破溃后涉水，感受寒湿之气，久而未除有关。可见，拘泥于数推是行不通的。当发现病人临证表现与出生时运气特点不符时，要了解其生活环境和发病诱因，有时细枝末节往往可以成为分析病机的依据。正如《素问·阴阳应象大论》中所说："见微得过，用之不殆。"

案 2 王某，女性，出生于 2013 年 10 月 26 日，就诊于 2021 年 11 月 13 日。

临床表现 反复荨麻疹 6 年，严重时几乎每日均有发作，多在下午或 21 点以后出现，需口服氯雷他定第二天早上荨麻疹才会消退，有时伴呼吸困难，甚至伴随低热，未伴有腹泻。所发荨麻疹为大团块状。检测过敏原发现对多种物质过敏，IgE 达 2000 mg/L。纳可，大便有时溏，入睡晚，23 点多方入睡，怕热，手心热，前半夜踢被子。少言懒动，舌淡红，苔薄白腻，脉滑，左尺沉甚。

审象握机思路 患儿临床表现主要为荨麻疹，出疹时间多在下午或 21 点以后，从六经病欲解时分析，21 点以后为太阴，下午时段实则阳明、虚则太阴；患儿 23 点后方可入睡，太阴时间段不能入睡，也责之太阴；又见患儿少言懒动，为太阴之象；大便有时溏，舌苔白腻，脉滑也支持太阴之象。手心热，前半夜踢被子，有一定少阴象。病乃太阴少阴之象，故用当归饮子。

处方：西当归 9 g，生地黄 9 g，杭白芍 6 g，大川芎 9 g，白蒺藜 9 g，西防风 15 g，荆芥 9 g，制何首乌 5 g，生黄芪 5 g，生姜片 3 g，炒甘草 3 g，白鲜皮 12 g。

2021 年 11 月 21 日复诊。服用上方 7 剂后，本周荨麻疹仍有发，多在 21 点以后汗出当风后发，出疹范围减小，以下半身为主，未伴发热、呼吸困难，大便有时溏，入睡晚改善，晚间已无燥热，睡眠安稳，已无手心发热。舌淡红，稍胖，苔薄白腻，脉滑，左尺沉。追问得知，其荨麻疹最早在 2015 年汗出当风后发作。

审象握机思路　患儿荨麻疹还在 21 点以后易出，下半身为主，大便有时溏，脉滑，左尺沉，仍责之太阴。已无手心热等少阴之象。最早发病在 6 年前（2015 年），汗出当风后发，即在太阴湿土司天、太阳寒水在泉之年发病，而且受凉后易发，目前仍有汗出当风后易发，病机特点仍有太阴湿土与太阳寒水之象。患儿出生在癸巳年，平素体质特点也有脾土问题，但目前所表现的脾土问题不是木克土之表现，而是太阴湿土与太阳寒水的寒湿合德之象，故而选用备化汤，而非敷和汤。

处方：熟地黄 10 g，宣木瓜 15 g，朱茯神 15 g，怀牛膝 6 g，覆盆子 6 g，炒甘草 6 g，生姜片 6 g，制附片 3 g^先煎，云茯苓 15 g。

服用备化汤后，患儿 1 周未发荨麻疹，情绪好，主动与人交流，面色有光泽。复诊时家人很激动，孩子终于可以正常生活了。继续守方跟进 14 剂，仅将附片增加至 12 g，服用后偶有汗出当风后发，但程度轻，消除快。继续跟进 14 剂后，基本未发。

补充分析　该患儿荨麻疹症状特点与发病时间，支持病机在太阴湿土、太阳寒水的诊断，但初诊之时，尚有少阴之象，故而先用当归饮子兼治太阴、少阴，少阴之热控制后，转而用备化汤治其基本病机。附片量从小用起，获效后加量，守方跟进而收功。可见，还是需要先行改善有些兼证，然后针对基本病机随病机施治。临证之时，也需要详细分析病人各类症状的形成原因，包括运气因素对就诊者的影响，别标本、分层次调治。

不同的病人，疾病看似不同，但可能因病机相同，而用同一个司天方来治疗。门诊经常有病人或夫妻同至，或朋友结伴来诊，自认为所患疾病不同，却发现医生所开处方一样，因此前来询问，担心医生开错了方。向病人解释此为异病同治，病人将信将疑地回去服药，服用后再来复诊，都喜悦惊叹，方才相信中医博大精深。这类异病同治的情况，多数都是受就诊当年运气特点影响所致，多选用当年运或气方。

二、应出生年运气特点的司天方应用思路

出生时的运气特点，反映的是出生时的在天之阴阳及在地之五行对人所产生的影响，因此可以作为分析就诊者体质特点的参考因素。然而，人又受生活环境变迁，以及逐年运气特点的影响，甚至还可能受一些特殊情况的影响，所以体质表现与出生时的运气特点未必一致。有些人的体质则可能在就诊时仍与出生时运气特点相关，其临证表现也与出生时运气特点一致，此时便可依其出生时的运或气的特点选方。

案 1　黄某，男性，出生于 1991 年，就诊于 2020 年 4 月 4 日。

临床表现　反复扁桃体炎多年，扁桃体明显肿大，近日再发。刻下症见：咽部隐痛，扁桃体明显肿大，两侧扁桃体基本接近中线，无发热。近日痔疮复发，外痔，肿胀，疼痛不显。自述平素口水多，晚间常有口水流出浸湿枕巾。背凉，手足凉。纳可，大便溏，每日 2 次。舌淡暗，苔薄白腻水滑，脉左弦细，左尺沉，右弦滑。

审象握机思路　病人因反复扁桃体炎导致扁桃体肿大，此次复发，有咽痛，但无发热，扁桃体肿大更甚，两侧扁桃体都肿大到中线，晚间平卧时影响呼吸。辨病证：扁桃体肿，但并无明显热象，反而表现出众多寒湿之象，如口水多、背凉、手足凉等。辨人：出生于辛未年，水运不及，太阴湿土司天，太阳寒水在泉，平素口水多，大便溏，怕冷，且左尺脉沉，可见病人素体有寒湿。辨天：就诊时为庚子年二之气，金运太过，少阴君火司天，阳明燥金在泉，二之气为厥阴风木加临少阴君火。病人并未表现出就诊时的运气特点。追问病人，此次复发乃训练汗出受凉所致。辨病证、辨人，发病诱因均为寒湿，则从寒湿治，选用与其出生时相应的备化汤，并合半夏厚朴汤来逐湿除寒。

处方：宣木瓜 30 g，茯神 15 g，怀牛膝 12 g，制附片 9 g^{先煎}，大熟地 15 g，覆盆子 10 g，炒甘草 10 g，生姜 10 g，厚朴 10 g，苏叶 10 g，法半夏 10 g。

服上方 1 剂后咽痛消，病人自觉咽部轻松，右侧扁桃体明显变小，晚间睡眠呼吸顺畅，服 7 剂后复诊时，右侧扁桃体大小基本恢复正常，左侧扁桃体也减小一半。痔疮愈，便溏改善，睡眠中流口水也减轻。

补充分析 扁桃体肿大疼痛常从热论治，本案例则说明不能根据疾病定寒热，而要根据具体表现来分析病机。本案病人平素扁桃体炎常有反复，此次加重并非受就诊当年运气特点影响，而是本有寒湿，再汗出受凉感寒而发。

案2 辛某，女性，出生于1992年12月，就诊于2021年3月15日。

临床表现 面部玫瑰糠疹五年余，中西医多方诊治，均未获效。刻下症见：面部满布皮疹，大片玫瑰色斑，有脱屑，时痒，口不干，偶尔胃胀，易怒，大便不成形，日行1次，小便色黄。腋下黄汗，偶有口苦，纳眠尚好，舌胖，色暗红，有紫气，有齿痕，苔薄白腻，可见多处散在剥脱，脉未见（微信就诊，未见脉象）。

审象握机思路 病人主要表现为面部皮疹，皮疹分布也没有明确经络归属特点。追问其有胃胀，易怒，大便溏，偶有口苦，腋下黄汗，诸症状体现了木土关系特点。结合病人出生于六壬年，可见其先天体质仍呈现木乘克脾土特点，且有肝胆郁热。再看病人舌有紫气，舌苔可见散在剥脱，这也是风象。就诊时间在辛丑年初之气，太阴湿土司天，又厥阴风木加临厥阴风木，也符合木土关系特点。综合分析，病人病机表现为木土关系问题，先从苓术汤入手。

处方：云茯苓20g，炒于术15g，草果6g，小青皮6g，法半夏10g，姜厚朴6g，生姜片6g，炮姜片6g，炒甘草10g，大枣10g[擘]。5剂，水煎服，日1剂。

病人服用苓术汤 5 剂后，面部皮疹明显减少，色斑变淡，无脱屑，基本不痒，舌苔已无剥脱。胃胀明显减轻，易怒减轻，大便转成形，日行 1 次，腋下黄汗减轻，口苦消失，睡眠好。守方跟进 7 剂而愈。

补充分析 中医治疗玫瑰糠疹多从清热凉血、祛风止痒入手，治疗本病人未使用任何清热药物，而是从其体质特点及临证表现，辨病机为木克土，选用苓术汤，诸兼证缓解的同时，玫瑰糠疹也治愈。可见，司天方之治疗范围并非局限于相应年份的民病，本案例就不局限于治疗六壬年的肝木太过的暴躁善怒、眩晕、癫痫、胁痛等症，也不局限于治疗脾土受邪的腹泻、食欲差、肠鸣、呕吐等，反而对持续多年的玫瑰糠疹有佳效。这也说明了该病人之玫瑰糠疹可能与木土病机也有关。只不过病人对发病时间记忆不清，无法从发病时的运气特点对其进行分析。其面部皮疹也没有明确的经络分布特点，无助于分析病机。临床确有一些这样的病案，主证不便于分析病机，此时可以以兼证结合运气特点分析病机，如果诸般兼证与运气特点有明确相关，则可从中确立病机，进而随病机选方，如此，往往主证、兼证同步改善，真的是柳暗花明又一村！

案 3 孙某，女性，出生于 2016 年 10 月，就诊于 2021 年 11 月 25 日。

临床表现 感冒后咳嗽十余天，在当地口服中药后咳止。咳止后第 2 天开始左侧面颊抽动，至就诊当天面颊抽动已持续 4 天，每分钟抽动七八次。二便如常，手脚不凉。舌红，苔薄润，脉未见。

审象握机思路　患儿自 11 月 21 日开始左侧面颊肌肉抽动，当天正好大风降温；就诊当年为辛丑年，水运不及，太阴湿土司天，太阳寒水在泉，土胜则木复。患儿咳嗽本止，又感受自然的风木之气而出现面部肌肉抽动。患儿出生于丙申年，丙年为水运太过，火郁而待发，又为少阳相火司天，故患儿平素不怕冷，属火热特质。素体有火，感风木之气，风从火化，故而见面部抽动。所以可用升明汤。

处方：整生酸枣仁 15 g^先煎，整炒酸枣仁 9 g^先煎，白残花 6 g，小青皮 6 g，木蝴蝶 9 g，法半夏 6 g，车前子 6 g^包，炒甘草 6 g，生姜片 3 g。

服用 3 剂后，病人面部抽动明显减少，从每分钟七八次，减为每天偶发几次。继续守方 6 剂治愈。

补充分析　跟随顾植山老师学习五运六气后，我开始关注气候变化，临证之时，也要参考气候变化来了解运气变化的常与变。该患儿出现面部抽动当天正好大风降温，我便想到患儿可能感受了风木之气，结合患儿体质特点，即知其面部抽动为风从火化所致。如此，心中有数，选方有依据，对疗效也有信心。

若病人体质特点呈现出生时的运气特点，就诊时的表现也符合出生时的运气特点，则审定病机、选方就清晰明了。但临床诊疗并非都这样简单直接，往往要参考多种因素，有时需要考虑发病诱因，如案 1；有时要关注发病时的天气影响，如案 3；有时主证病机不明，可从兼证入手，如案 2。总之，细致观察，抽丝剥茧，则病机自现。

三、非就诊年或出生年运气特点的司天方应用思路

很多病人的临证表现，既不应就诊年的运气特点，也不应其出生年的运气特点，对于这类病人，有的要从发病年的运气特点去分析，有些则是要根据病人临床表现所呈现的病机、疾病演变过程所经历的运气因素的影响等综合分析，查找其中的关联性，审定病机。如以下案例。

案 1　米某，女性，出生于 1971 年 10 月 21 日，就诊于 2019 年 2 月 13 日。

临床表现　病人反复咳嗽 2 年，再发半月。干咳无痰，晚间咳嗽明显，影响入睡，咽干，喜饮水，气短，大便后半部分稍黏。舌暗红，苔薄黄微燥，脉右寸稍弱，余脉缓。排尿不尽感，尿常规提示尿路感染。

审象握机思路　病人燥咳，同时气短，右寸脉弱，为肺气不足之象。病人出生于辛年，肾水不及，肾主水司二便功能失常，则见小便不尽。病人 2 年前发病，时间为丁酉年（2017 年），阳明燥金司天，肺燥乘克不及之木，则肺失宣肃而咳，又经过戊戌年（2018 年），戊火太过灼伤肺金，故而干咳迁延难愈。就诊时表现为肺气不足，肺燥伤津，又有肺肾两虚。故用紫菀汤补肺、润肺、降肺气。

处方：紫菀 15 g，白芷 10 g，炙甘草 10 g，生黄芪 15 g，地骨皮 20 g，杏仁 10 g，桑白皮 15 g，生姜 10 g，大枣 10 g^擘，党参

10 g。

病人服药 2 周后咳止，气短无，排尿不尽感也同时消除。

补充分析　肺主气，司呼吸，主宣发肃降，通调水道。肺的功能的正常，有赖于肺气的充足。用紫菀汤补肺气，肺方能更好地宣发肃降。病人舌燥明显，故而方中适量增加地骨皮，养津润燥，如此，肺气充足，津液得复，则燥咳自止。病人出生于辛年，肾水本不足，且有相应的排尿不尽感，此时未使用五味子汤补肾水不足，是因其左尺脉并非明显沉，出生时的运气特点并不显著，反而是因为肺气不足，母病及子较明显，当务之急是治肺金不及，此例病人服用紫菀汤后，肺气足，通调水道功能恢复，所以排尿不尽感随之改善。

对本例病人，我并未参其出生、发病或就诊时运气特点选方用药，而是从临床症状表现发现肺气不足，究其发病之时为丁酉年，燥金司天，金燥火烈，致肺失宣肃，当时未能正确以咸、苦、辛抑火助金，之后经戊年火灼金，加重肺金不足，进而金不生水，而至小便不尽，脉象则明显表现为右寸弱，进一步支持肺金不及的病机，因此用相应的紫菀汤治之而获效。可见，临证之时，运用运气思维分析病机，不能局限于出生或发病、就诊时的运气因素，而要在辨病证的基础上，参考各种运气因素对病人产生的影响，从中发现根结，审定病机。

案 2　侯某，女性，出生于 1974 年 8 月 22 日，就诊于 2020 年 2 月 9 日。

临床表现　病人 20 天前去三亚游玩，第二天（1 月 23 日）中午腹泻，晚上胸闷，喘不上气，后背痛，自服感冒药和阿莫西林后好转。1月27日返回太原，晚上突然胸闷，气短，1月28日前往山西某医院就诊，诊断为心肌炎。当时症见乏力、身痛、口干、咳嗽、黄痰，口服奥司他韦、心可舒、莫西沙星、连花清瘟胶囊，诸症减轻。改服小柴胡颗粒、橘红化痰丸，口服桂枝汤后出汗，停服桂枝汤，仍留有咳嗽。至2月9日上午9点又感乏力、胸闷、心慌、恶心，12点左右缓解。伴咳嗽，痰很少，色黄，口干，大便稍偏稀。体温一直在36.7~37.3℃波动。舌稍红，有齿痕，苔薄黄腻，脉未及。

审象握机思路 病人于大寒后自北方寒冷之地去三亚，温差变化大，故受寒热变化的影响。病人出生于甲寅年，甲寅年为土运太过之年，而刚刚过去的2019年为己亥年，土运不及，有些甲、己年出生的病人，在己亥年会有较明显的土湿表现，该病人脾土运化本失司，再受寒热气温变化的刺激，直中太阴，故首发为腹泻。寒湿壅遏，或寒郁火，可见胸闷、气短。当时经治疗症状改善，1月27日返回北方，再感受寒邪而病复发，此时表现为胸闷、气短、乏力，有心火被遏之象，同时有风寒外感的身痛。咳嗽、黄痰、口干也说明体内有热。经抗病毒、抗感染、清热解毒等治疗，症状减轻，后自服一些中成药。因时有低热，在当地就诊，口服桂枝汤，汗后仍有咳嗽。2月9日再次出现胸闷、乏力、心慌等不适，可见心火被遏尚未解决，症状在上午9~12点明显，这是太阳病欲解时。此病例为太原同道求助病例，了解病人病情后，询问病人是否怕冷。结果病人回复果然怕冷，近10余天在家还要穿羽绒服，晚上需穿羽绒服再加盖棉被。可见太阳寒水之象还是有的，即有寒盛火郁之象。咳嗽、痰黄、口干也是火象。大便偏稀，结合其体质及前面所分析其首发症状腹泻，则还有太阴湿土之象。综合分析，病人诸症当属寒盛火郁兼有土湿之象。其舌偏红，苔黄腻，有齿痕，也支持湿、热之判断，虽未及脉，其病机也可确立，因此，建议用黄连茯苓汤。

处方：炒黄连9 g^{姜汁拌炒，后下}，炒黄芩6 g，云茯苓12 g，制远志6 g^{先煎}，法半夏6 g，剖麦冬9 g，川木通6 g，盐车前子12 g^包，炙甘草3 g，大红枣6 g^擘，生姜片9 g。5剂。

2020年2月14日，电话询问病人，知其服黄连茯苓汤3剂后，体温36.5℃左右，心慌明显减少，怕冷也明显减轻。仅见咳嗽，痰少，偶咳出一点黄黏痰，有时有淡淡血色。乏力，背紧不舒服，口苦，舌红，苔黄厚腻。继续服用余药后诸症愈。

补充分析 临床察象，要了解病人具体症状，辨病证；也要结合环境、气候、运气因素的影响，分析导致临床症状的核心机制。

此例病人出生、发病、就诊均非六丙年，但其发病过程有寒热刺激，又有寒郁心火兼有土湿之象，虽未见脉象，但舌苔为湿、热之象。本例是通过辨病证，结合发病及演变过程的运气特点，来审定病机，指导选用司天方。

当病人临证表现与其出生、发病、就诊时运气特点没有一致性时，可从其发病过程、治疗影响因素、所经历的运气变化中找出主线，以确立病机。

四、同人同病不同年份司天方应用思路

使用司天方，可以同病异治，也可异病同治。同一种疾病，病机不同，可用不同司天方。即使是同一位病人在不同年份患同一疾病，也可能用不同的司天方，就如下面这位口腔溃疡病人。

何某，男性，出生于1970年2月，初诊于2018年5月8日。

临床表现 反复口腔溃疡多年，几乎每月均发，每次持续数周不缓解，溃疡面积大，且多发，影响进食，每当溃疡发时只能进流食，口水刺激亦疼痛。就诊时，病人溃疡面色白，大便溏泄，每日3次，几乎每餐进食后均会排便。乏力，舌淡暗，舌胖，齿痕明显，苔白腻，脉沉，尺脉沉甚。近日偶有胸闷。

审象握机思路 病人出生于庚戌年，平素大便溏泄，舌胖有齿痕，苔白腻，为寒湿之象。脉象滑，尺脉沉，也为寒湿之象。就诊时间为戊戌年，太阳寒水司天，太阴湿土在泉。其胸闷也为湿邪阻遏之象。故而病机为寒湿，选用静顺汤。

处方：制附片9g^先煎，云茯苓20g，宣木瓜20g，怀牛膝15g，西防风10g，煨诃子肉15g，炒甘草9g，淡干姜9g。

服用上方后，病人口腔溃疡面积逐步减小，疼痛减轻。继续守方跟进7剂痊愈，之后当年未发口腔溃疡，直至2019年因再发而复诊。

二诊时间：2019年4月4日。

临床表现 近2周感冒后口腔溃疡复发，右侧上唇小片状口

腔溃疡。纳可，有时胃胀，便溏，睡眠可。舌淡暗，齿痕明显，苔白，脉右濡，左沉，左尺沉甚。

审象握机思路　病人服用静顺汤后至第二年口腔溃疡才复发。表现为溃疡面色白，大便溏，有时胃胀，仍责之太阴。就诊当年为己亥年，土运不及，病在太阴。虽有左尺沉，但无明显怕冷，且病人有时胃胀，右脉濡，为脾运失司的表现，故而选用当年的司天方白术厚朴汤，而非静顺汤。

处方：炒于术 30 g，川厚朴 15 g，法半夏 12 g，上肉桂 6 g^{后下}，广藿香 6 g^{后下}，小青皮 6 g，炮姜片 6 g，炒甘草 12 g，生姜片 10 g，怀山药 20 g，剖麦冬 10 g。

服用上方 7 剂，病人口腔溃疡消除。2021 年因肩周疼痛来就诊，当时病人大便基本成形，舌齿痕明显减少，言 2019 年后未再发口腔溃疡。

补充分析　本病人严重口腔溃疡，多年难愈，2018 年（戊戌年）根据运气病机，使用静顺汤后，将近 1 年口腔溃疡未发。至 2019 年（己亥年）再发时，溃疡面积较前减小。虽病人出生于戊年，其左尺脉也沉，但再发之年运气特点为土运不及，且病人有胃胀、便溏等脾虚之象，故而选用当年的司天方，借当年的自然之力调治，之后未再发口腔溃疡。同人同病，不同年份，用方不同，因其在不同年份，受不同的运、气影响，治疗时要以具体临证之象为准。方中所加用山药、麦冬，是随当年敷和汤二之气所加，己亥年二之气为太阳寒水加临少阴君火，故须和阳益土。

五、三因司天方加减应用思路

无论应用三因司天方还是经方，均应从原方用起，有些时候临证表现会有一些明确的运气因素影响，可以做相应的加味，如前面口腔溃疡病人，己亥年复诊时即用白术厚朴汤加用敷和汤二之气方加味药，再如下面这个案例。

王某，女性，出生于 1981 年 11 月 22 日，就诊于 2022 年 2 月 15 日。

临床表现 喉中哮鸣声伴咳嗽 2 个月。每晚 23 点开始喉中哮鸣声，咳少量透明痰栓，有时凌晨 3~4 点因喉中哮鸣而醒，自觉憋气，呼吸不顺畅。脚凉。纳可，便溏，眠欠佳。查过敏原，对屋尘、蛋黄、牛奶、鱼类、虾蟹类等多种物质过敏。舌胖，淡红，苔薄白腻，脉右滑，左沉，左尺沉甚。

审象握机思路 病人出生于 1981 年（辛酉年），水运不及，平素病人脚怕冷，临证发现左尺脉沉甚，符合水运不及之象。另，病人每晚 23 点开始喉中哮鸣声，咳嗽，有透明痰栓咳出，23 时为少阴病欲解时段，少阴与太阳相表里，即可理解为此症状与其肾水不及有关，也可理解为病人有就诊年壬寅年的初之气客气少阴君火之象，故而选用水运不及之年的司天方五味子汤，加寅申年的司天方升明汤针对初之气少阴君火加用的玄参、白薇。

处方：北五味 10 g，制附片 15 g^{先煎 1 小时}，盐巴戟天 15 g，熟地黄 15 g，炒杜仲 15 g，生姜片 12 g，净萸肉 10 g，润玄参 10 g，

东白薇 6 g^{生姜汁拌炒}。

二诊时间：2022 年 2 月 22 日。病人喉中哮鸣声伴咳嗽明显减轻，已无明显晚间发作特点，偶有少量透明痰粒咳出，憋气改善，自述吸气可以"到底"了，之前吸气至一半即憋气。大便成形，乏力改善，脚凉改善。舌胖，淡红，苔薄白，脉沉滑，左尺沉甚。

上方有效，守上方 7 剂继续口服。服用 3 剂后，病人在微信群中表述已无喉中哮鸣声，咳嗽止。

补充分析 结合其出生时运气特点、平素症状特点，可辨该病人之体质为肾水不足，先天运气影响尚存。初诊之时，病人尚有少阴病欲解时症状加重的特点，结合就诊时为当年（壬寅年）初之气，少阴君火加临厥阴风木，故而加用当年升明汤初之气之加味药合而为方。

就诊当年六气方六步客主加临的加减药物，可与当年运方合用，推而广之，也可与其他司天方合用，与经方、时方合用。前提是病人表现出了当时客主加临的运气特点所引起的症状特点。

六、三因司天方合方应用思路

临床上，还有司天方合用之情况，多见于当年运方与气方相合。是否需要合方，用哪些方相合，要依据病人临证表现与运气因素分析的结果而定，如以下案例。

案 1 王某，女性，出生于 1954 年 6 月 18 日，就诊于 2020 年 10 月 22 日。

临床表现 1个月前因左乳腺癌在人民医院行手术治疗，化疗后双下肢水肿严重，膝关节屈伸受限。乏力明显，口淡无味，口苦，两胁胀痛。晨起有痰不易咳出，憋气。腿凉，纳可，大便调，睡眠可。舌暗红，舌尖稍红，舌体胖，齿痕，中见裂纹，苔薄燥，脉右弦，左关尺沉。

审象握机思路 病人出生于甲午年，就诊于庚子年。庚子年少阴君火司天，阳明燥金在泉，病人临床表现为咳嗽，晨起有痰不易咳出，且憋气，腿凉明显，符合子午之年的寒热相持于气交的特点，可用正阳汤。另外，病人口苦，两胁痛，膝关节屈伸不利，左关尺脉沉，又符合庚年金运太过、肝木受邪的特点，可用牛膝木瓜汤，故而将两方合用。

处方： 怀牛膝15 g，宣木瓜20 g，杭白芍10 g，厚杜仲15 g，西枸杞15 g，盐菟丝子15 g^包，明天麻10 g，西当归15 g，大川芎10 g，润玄参15 g，东白薇5 g^{姜汁拌炒}，桑白皮12 g，旋覆花10 g^包，生姜片10 g，大红枣10 g^擘，炙甘草10 g。

病人当晚20点左右服药，22点至24点排尿5次，双下肢水肿尽消。待7剂服完，已无下肢水肿，膝关节活动自如，乏力减轻，食纳可，已无两胁胀痛。咳嗽、憋气均改善，腿凉也减轻。舌暗红，稍胖，有齿痕，苔薄，脉滑，左尺稍沉。

补充分析 该病人既有子午之年热在上，寒在下，寒热相持于气交的咳嗽、憋气、舌暗红等表现；又有口苦、胁痛、腿肿、膝关节不利、左关尺脉沉等肝木受邪之象，应就诊当年运气特点，故而将运方牛膝木瓜汤与气方正阳汤合用，结果病人下肢水肿在2小时内缓解。2020 年为庚子年，庚年金运太过，肝木受邪，体现为升降失常；子午年为热在上，寒在下，水火寒热持于气交，也是升降失常。将牛膝木瓜汤与正阳汤合用，则金克木、水火相持同时缓解；升降如常，则水液代谢也归于正常，故而水肿尽消。

案 2　孙某，男性，出生于 1952 年 8 月 20 日，就诊于 2019 年 4 月 1 日。

临床表现　病人 3 月初感冒后咳嗽，口服莫西沙星、复方甲氧那明胶囊 1 周无效。刻下症见：咽痒咳嗽，稍有气短，痰白黏，不易咳出，晚上入睡前与晨起咳嗽明显。不怕冷，易出汗。心悸，口干。平素大便不成形，每日 1~2 次。舌胖，暗红，苔白厚腻，脉弦滑数。

审象握机思路　病人咳嗽咳痰，痰白黏，大便溏，易出汗，苔白腻，为脾不运化水湿之象；病人出生于壬年，素体脾土受肝木克伐，便溏，故脾虚为其体质特点；就诊时为己亥年，土运不及，又逢厥阴风木司天，故易出现脾土受邪之象；病人晚间咳嗽加重，在太阴病欲解时段；由此脾虚、运化失司符合己年运气特点，此为病机之一。病人口干，咳嗽晨起也较重，为少阳之象，受亥年厥阴风木司天、少阳相火在泉的影响，此为病机之二。结合六经病欲解时，用白术厚朴汤晚间服治太阴，敷和汤晨起服治少阳。

处方一：法半夏 12 g，北五味 15 g，江枳实 12 g，云茯苓 20 g，煨诃子肉 6 g，淡干姜 6 g，广陈皮 10 g，炒甘草 10 g，大红枣 10 g^擘，麦门冬 15 g，怀山药 20 g。（早上服）

处方二：炒于术 30 g，川厚朴 15 g，法半夏 10 g，广藿香

6 g^{后下}，小青皮6 g，炮姜片6 g，炒甘草10 g，生姜片10 g，川桂枝10 g。（晚上服）

服上方第二天病人咳嗽明显减轻，3剂基本咳嗽止。

补充分析　有些病人临床表现有一定的时间特点，结合六经病欲解时，更易于抓病机，而且参考发病或症状加重的时间特点，借时发力，可事半功倍。临床常须早晚分服不同的方子，可以是三因司天方，也可以是经方、时方合用。要根据病机、症状加重的时间特点确定选方及用药时间。

案3　侯某，女性，出生于1996年4月26日，就诊于2020年1月28日。

临床表现　病人高热后咳嗽，干咳，夜间明显，影响睡眠，咽部不痒，口干，饮水多，纳可，大便不成形。平素反复口腔溃疡。舌尖稍红，苔白厚腻，脉濡。

审象握机思路　病人咳嗽夜间明显，大便溏，苔白厚腻，可责之太阴；病人就诊时已进入庚子年初之气，但仍有太阴之象，故可用前一年己年的白术厚朴汤治太阴。病人口干饮水多，舌尖红，应为受少阴君火司天的影响；病人出生于丙子年，就诊于庚子年初之气，出生与就诊之时均为少阴君火司天、阳明燥金在泉，可用正阳汤。

处方：炒于术20 g，川厚朴6 g，川桂枝9 g，小青皮6 g，广藿香6 g^{后下}，法半夏6 g，炮姜片6 g，旋覆花10 g，西当归12 g，杭白芍10 g，大川芎10 g，东白薇6 g^{姜汁拌炒}，润玄参10 g，炙桑白皮12 g，炒甘草9 g。

服药第二天晚上病人咳嗽很少，偶有1、2声咳。未待服尽7剂，咳已止。

补充分析　治疗该病人时，我并未简单合用当年运气方，而是根据病人临证表现，结合运气特点，归六经，确立运气病机，由此选用相应的三因司天方。

三因司天方合方可以当年运方与气方合用，如案1、2；也可非当年司天方合用，如案3。可以两方合一方，也可早晚分服不同司天方。涉及早晚分服者，多参六经病欲解时，确定分服时间。

以上案例反映了三因司天方的灵活应用情况，不论选用运方还是气方，都需要先明了不同运、气条件下的民病特点（主要参照《黄帝内经·素问》的运气七篇），但用方之时，又不必拘泥于《黄帝内经·素问》或陈无择《三因极一病证方论》中所描述的症状，而是要辨其症状、运气特点，归五行或三阴三阳，审定病机的五行生克或三阴三阳六气的逆从胜复。灵活应用三因司天方，既可同病异治，也可异病同治。三因司天方可单方使用，也可合方使用，还可以结合六经病欲解时，将不同的司天方分早晚服用。

第五章 三因司天方在膏滋方中的应用

　　龙砂膏滋方是环太湖地区的民俗原创，以"藏精奉生"为指导思想，结合五运六气，随运选方，灵活多变。龙砂膏滋方格局考究，主要包括三大部分：一般情况及医案，主方，服法禁忌及医生署名。

　　膏滋方医案要记录就诊者的临证表现、平素体质特点、运气因素、病机及治则，事实上包含了就诊者的临床表现和医者的审象握机思路，只不过在膏滋方额首的医案书写较简练。

　　主方居中宫，通过辨病证、辨人、辨天选定主方内容，并且根据病人综合表现，确立左归或右归导向。当就诊之时病人生气不足，即以右归为导，益火之源，体现奉生思想。当就诊之时病人降藏不足，即以左归为导，壮水之主，助其收降，进一步藏精奉生。由于左归、右归导向的不同，主方中胶类、药物剂量配比、收膏料有所不同。

　　中宫主方包含三个部分：首先，是贵细料以及一些需要特殊加工的药材，这部分置于主方前面单列，分别注明每味药物的煎煮方法，便于药房调剂和制膏时操作。其次，是除上述特殊加工类药物以外的其他方药，将选定的几个方中的药物依次列出，其中药物剂量配比，要遵从所选方中各味药的配比关系。最后，是冰糖等辅料，也就是收膏料。龙砂膏滋方的收膏料也要结合就诊者具体情况调整。秋膏以润燥潜降为主，故多用蜂蜜收膏，也可用冰糖收膏。便秘病人多用蜂蜜收膏。冬膏养藏又奉生，多用饴糖收膏，借其补中益气以助来春生发之力。女子调经多用红糖收膏，养血和血。尤其要注意，糖尿病病人或糖耐量异常者，须用元贞糖、木糖醇等替代糖收膏。

最后是服法禁忌及医生署名。膏滋方因重视调天人合一，故而强调服用时机。秋膏从霜降开始服用，借天的降势。冬膏从冬至开始服用，冬至为阴阳转枢，藏精且为一阳生之时，此时开始服用冬膏，顺应自然而养藏、奉生。

开具膏滋方时需天、人、邪合参，因地制宜，因时制宜。要结合病人出生时运气特点辨体质，也要结合就诊当年运气特点辨天，冬膏还要结合来年运气特点，因此，开具膏滋方时，三因司天方是必不可少的。接下来介绍一些膏滋方案例，分析在膏滋方中选用三因司天方的思路。

案 1 马某，男性，出生于 1935 年 2 月 1 日，初诊于 2018 年 12 月 3 日。

临床表现 反复咳喘多年，每于冬季发作，反复住院治疗。诊断为慢性喘息性支气管炎、肺气肿、肺心病，坚持口服呋塞米、螺内酯利尿，地高辛强心。刻下症见：劳累则咳喘，两颊红，双下肢肿，有时口干，饮水不多，纳眠可，二便调。舌胖大，色暗红，有紫气，苔水滑，脉弦，右大于左，右寸较弱。

审象握机思路 辨病证：病人年高久病，气血两亏，下虚不摄，冲阳逆升，痰饮犯逆，气喘痰多时发，故用薯蓣丸补气养血、补肾固摄，肺肾交通，气逆得降，则痰饮得化。

辨人：病人出生于乙亥年，六乙年"岁金不及，炎火乃行"（《素问·气交变大论》），缪问指出"肺金自馁，火乘其敝"，右寸脉弱示肺金不足，肺气不足，则宣发肃降失常，故见咳喘，劳累则甚。缪问注解曰："补肺即当泻火，以折其炎上之势。"故予紫菀汤。

辨天：就诊时为戊戌年，"岁火太过，炎暑流行，肺金受邪"（《素问·气交变大论》），加重肺气不足。时值小雪后，病人仍脉弦，右脉大于左脉，面红，可见其肺气肃降不足，当降肺金，故用审平汤。来年为己亥年，岁土不及，又为厥阴风木司天，病人出生于亥年，故予敷和汤，扶土抑木，培土生金。

病人肺肾两虚，当以右归丸为导，益火之源。全方补肺肾，降肺气，培土生金又防木。

膏滋方：薯蓣丸、紫菀汤、审平汤、敷和汤合右归丸。

陈东胶 95 g^{酒炖}，龟甲胶 78 g^{酒炖}，鹿角胶 72 g^{酒炖}，大熟地 200 g^{砂仁泥 50 g 拌炒}，别直参 100 g^{另炖}，盐车前子 150 g^包，盐菟丝子 150 g^包，建神曲 150 g^包，大蛤蚧 6 对^{去头足另炖}，虫草 50 g^{另炖}，紫油桂 50 g^{后下}。

蜜紫菀 150 g，香白芷 80 g，上绵芪 150 g，炒甘草 240 g，光

杏仁 60 g，炙桑白皮 150 g，地骨皮 150 g，法半夏 80 g，北五味 150 g，炒枳实 60 g，整生酸枣仁 100 g，大红枣 150 g，云茯苓 200 g，诃子肉 60 g，淡干姜 60 g，制远志 100 g，怀山药 300 g，大豆黄卷 150 g，西当归 80 g，干生地 80 g，大川芎 100 g，北柴胡 70 g，川桂枝 60 g，西防风 70 g，玉桔梗 60 g，白蔹根 30 g，西枸杞 100 g，炒杜仲 80 g，怀牛膝 80 g。

饴糖 500 g 收膏。

方中山药、甘草量大，是因为选用的薯蓣丸中，此两味药用量大。方中有半夏、白蔹，故未用右归丸中的附片。开膏方时，既要将特殊加工药物分列，又要详参各方中的反药，故医者须格外细致。本方以右归丸为导，故用饴糖收膏以助来年春季生发。

二诊时间：2019 年 8 月 25 日。

临床表现　病人服用戊戌年冬膏后，自行停用利尿剂、强心剂，有时轻微咳嗽，劳累后稍有喘息、气紧，下肢水肿减轻，原本满头白发，服药后竟生出不少黑发。自觉腿乏力、口干渴、口唇紫暗改善，精神好。纳眠可，大便稍黏，每日 1 行。舌淡红，苔薄，脉弦。

审象握机思路　去岁服用冬膏后，不仅未再住院治疗，而且停用强心、利尿剂半年余，喘咳及下肢水肿明显改善。二诊时为己亥年，土运不及，又逢厥阴风木司天，风气下临，脾气上从，故而当年白腻苔多见。该病人戊戌年初诊时明显胖舌，白腻苔，己亥年反而呈现淡红舌，薄白苔。可见，经过戊戌年冬膏调理，病人脾的运化、肾的温煦功能已经得到了改善。切身体验了膏滋的效力，老人家早早就盼着再服膏滋。龙砂膏滋方原以冬膏为主，但近年来，发现有些病人内火偏胜，或者肺气失降，若先期服用降气润燥的秋膏，助其收降，则有助于下一步冬藏。该病人肺气肃降失常，故而建议其先服秋膏。

辨病证：病人喘咳明显改善，劳则稍喘息，仍有下肢轻度水肿，尚有下虚不摄，继续以薯蓣丸补气养血，固肾纳气。

辨人：病人出生于乙年，素体肺金不足，又加久咳耗气，已过处暑，面颊仍红，脉仍弦，存在肺金失降。在薯蓣丸补气养血的基础上，当注意引气下行，降气润燥，助秋之收降，为下一步冬藏奠基，故用引火汤。

辨天：病人就诊时为己亥年，岁土不及，厥阴风木司天，病人出生时亦为亥年，故当抑木扶土，以培土生金，故用敷和汤。

三方合而补气降气，培土生金又抑木，以左归为导，壮水之主，引火归元。

膏滋方：薯蓣丸、引火汤、敷和汤合左归丸。

陈东胶 63 g ^{酒炖}，龟甲胶 78 g ^{酒炖}，鹿角胶 60 g ^{酒炖}，大熟地 300 g $^{砂仁泥90 g拌炒}$，别直参 80 g ^{另炖}，盐车前子 150 g ^{包}，盐菟丝子 150 g ^{包}，建神曲 150 g ^{包}，大蛤蚧 8 对 ^{去头足另炖}。

盐巴戟天 200 g，天门冬 200 g，剖麦冬 150 g，北五味 150 g，云茯苓 100 g，法半夏 60 g，江枳实 60 g，整生酸枣仁 200 g，青皮 60 g，陈皮 60 g，煨诃子肉 60 g，炮姜片 60 g，怀山药 300 g，炒甘草 250 g，炒白术 150 g，大豆黄卷 80 g，西当归 100 g，炒赤芍 100 g，大川芎 100 g，北柴胡 70 g，川桂枝 70 g，西防风 80 g，

玉桔梗 80 g，西枸杞 150 g，怀牛膝 150 g，净萸肉 150 g，大红枣 150 g。

老冰糖 400 g 收膏。

方中有引火汤，所以熟地量大。秋膏以左归为导，故而用冰糖收膏以助收降。

三诊时间：2019 年 12 月 4 日。

临床表现 病人服用戊戌年冬膏、己亥年秋膏后，咳嗽大减，可自如活动，尤其服己亥年秋膏后，竟然可以耕地种田，还可以少量饮酒。老人家因反复咳喘已多年不能饮酒，此时饮酒竟然未引发喘咳，故满心欢喜。刻下症见：眼睑及下肢稍肿，无喘憋，即使活动也基本不喘憋，痰多，色白，晚间平卧时稍有咳嗽，痰出咳止。大便基本成形，不黏。唇紫，舌淡红，苔薄白，脉弦紧，右侧甚。

审象握机思路 辨病证：病人偶咳嗽，晚间甚，唇紫，脉弦紧，右侧甚，可见阳明不降，肺失和降，故可用审平汤降气。

辨人：病人出生于乙年，多年咳喘，素体肺气不足，当补肺养肺，故用紫菀汤。

辨天：病人出生于亥年，又逢己亥年，土不及，风乃大行，且逢厥阴风木司天，故当抑木扶土，用敷和汤。来年为庚子年，金运太过，肝木易受邪犯，为防肺气逆行，当强木抗金，故用牛膝木瓜汤。

病人晚间卧则咳，仍需补肾纳气，故以右归为导。全方补气降气，培土生金，又防来年金太过。

膏滋方：审平汤、紫菀汤、敷和汤、牛膝木瓜汤合右归丸。

龟甲胶 78 g^{酒炖}，鹿角胶 60 g^{酒炖}，大熟地 200 g^{砂仁泥 40 g 拌炒}，盐菟丝子 150 g^包，盐车前子 150 g^包，林下参 30 g^{另炖}，大蛤蚧 6 对^{去头足另炖}，紫檀 50 g^{后下}，紫油桂 50 g^{后下}。

制远志 80 g，木蝴蝶 150 g，明天冬 200 g，剖麦冬 100 g，净萸肉 150 g，炒白术 150 g，赤芍 80 g，白芍 80 g，法半夏 60 g，北五味 150 g，炒枳实 60 g，整生酸枣仁 200 g，云茯苓 120 g，广陈皮 80 g，煨诃子肉 60 g，炮姜片 60 g，蜜紫菀 150 g，香白芷 100 g，潞党参 80 g，上绵芪 150 g，光杏仁 60 g，炙桑白皮 150 g，地骨皮 150 g，怀牛膝 120 g，宣木瓜 200 g，甘枸杞 150 g，明天麻 100 g，厚杜仲 150 g，怀山药 200 g，油松节 80 g，炒甘草 100 g，大红枣 100 g。

老冰糖 200 g，饴糖 200 g 收膏。

病人既有肺气不足，又有阳明不降，故用冰糖、饴糖同时收膏。男性病人之膏滋中，胶类药中阿胶可不用，该病人前两次膏滋方均用阿胶，是因为选方薯蓣丸中有阿胶。此时未使用薯蓣丸，故不用阿胶。

四诊时间：2020 年 11 月 23 日。

临床表现 病人连续两年服膏滋，停用强心药、利尿药两年，未再住院治疗。目前基本不咳嗽，活动后喘憋不显，自觉弯腰时憋气。现年听力下降，下肢稍肿，大便调，夜尿 2 次，眠佳。唇紫，面色已不红，黑发继增。舌暗红，苔润，脉左沉，右弦。

审象握机思路 辨病证：病人咳喘明显减轻，弯腰时觉憋气，唇紫，右脉弦，为阳明不降之象，可用审平汤继续降阳明。

辨人：病人出生于亥年，来年辛丑年初之气为厥阴风木加临厥阴风木，当用敷和汤，以防来年初之气升发太过。

辨天：就诊时为庚子年，金运太过，肝木受邪，故见病人听力下降。另外，需考虑自丁酉年以来，伏燥伤肝，更易致肝虚，故用牛膝木瓜汤强木抗金，且木强亦可防金横逆。来年辛丑年，水运不及，肾失封藏，易致肺失和降，且水不及则生木不足，故用五味子汤补母生子，滋水涵木。

病人仍存在弯腰时憋气，听力下降，双下肢稍肿，左尺脉沉，生气不足，故而以右归为导。全方补厥阴，降阳明，滋水纳气涵木，且防来年初之气春生太快，瞻前顾后，过去、现在、将来综合考虑，方可周全。

膏滋方：审平汤、敷和汤、牛膝木瓜汤、五味子汤合右归丸。

龟甲胶 78 g ^(酒炖)，鹿角胶 60 g ^(酒炖)，大熟地 200 g ^(砂仁泥 40 g 拌炒)，盐菟丝子 150 g ^(包)，盐车前子 150 g ^(包)，林下参 30 g ^(另炖)，大蛤蚧 6 对 ^(去头足另炖)，紫檀 40 g ^(后下)，紫油桂 50 g ^(后下)，血茸片 30 g ^(酒炖)。

制远志 100 g，木蝴蝶 150 g，明天冬 200 g，剖麦冬 100 g，净萸肉 150 g，炒白术 150 g，赤芍 80 g，白芍 80 g，川牛膝 100 g，怀牛膝 100 g，宣木瓜 200 g，甘枸杞 150 g，明天麻 100 g，厚杜仲 150 g，油松节 80 g，北五味 150 g，制附片 80 g，盐巴戟天 200 g，炒枳实 60 g，整炒酸枣仁 300 g，云茯苓 200 g，广陈皮 80 g，煨诃子肉 60 g，炮姜片 60 g，怀山药 200 g，甘枸杞 150 g，上绵芪 150 g，炙桑白皮 150 g，炒甘草 100 g，大红枣 100 g。

老冰糖 200 g，饴糖 200 g 收膏。

五诊时间：2021 年 11 月 29 日。

临床表现 庚子年冬膏以来，病人基本不喘憋，不咳嗽，可骑车出行，也可下地务农，甚至想去找份工作，生活质量有质的飞跃。刻下症见：日常活动无喘憋，劳累后稍有喘息，偶有咳嗽，晨起少量白痰，有时双下肢稍肿。纳眠可，便调。舌稍暗红，苔薄润，脉未见。

审象握机思路 辨病证：病人喘咳基本控制，劳累后稍有喘息，仍有一定肾气不足，故用上丹十三味补不足，固真元，养藏。

辨人：病人出生于乙年，金运不及，又多年咳喘，因疫情未能面诊，未能及脉象，病人劳累后稍喘息，仍需用紫菀汤补肺气降肺气，调体质。

辨天：就诊时间为辛丑年，寒湿合德，病人偶有咳痰，痰色白，且舌苔较润，考虑到当年运气对病人的影响，故用备化汤逐湿除寒。来年壬寅年，木运太过，且少阳相火司天，厥阴风木在泉，风热参布；病人出生于亥年，为厥阴风木司天，少阳相火在泉，可用敷和汤调风火之事。

病人年高久病，目前劳累后稍有喘息，双下肢有时稍有水肿，虽未及脉象，仍可知其存在肺肾两虚，生气不足，故以右归为导。全方补肺肾，逐寒湿，调木火。

膏滋方：上丹十三味、紫菀汤、备化汤、敷和汤合右归丸。

龟甲胶 78 g ^酒炖^，鹿角胶 60 g ^酒炖^，大熟地 200 g ^砂仁泥 40 g 拌炒^，盐车前子 150 g ^包^，菟丝子 150 g ^包^，紫油桂 50 g ^包^，紫檀 100 g ^另煎^，蛤蚧 6 对 ^去头足另炖^。

蜜紫菀 150 g，香白芷 100 g，潞党参 150 g，上绵芪 150 g，光杏仁 100 g，炙桑白皮 150 g，地骨皮 100 g，宣木瓜 100 g，云茯苓 150 g，怀牛膝 150 g，制附片 80 g，覆盆子 100 g，江枳实 60 g，整生酸枣仁 150 g，广陈皮 60 g，煨诃子肉 60 g，炮姜片 60 g，北五味 100 g，净萸肉 100 g，蛇床子 100 g，甘枸杞 150 g，怀山药 150 g，西防风 100 g，制远志 100 g，蒸百部 100 g，盐巴戟天 100 g，炒杜仲 100 g，淡苁蓉 80 g，炒甘草 100 g，西当归 100 g，大红枣 100 g。

老冰糖 200 g，饴糖 400 g 收膏。

补充分析　此病人坚持服用膏滋方，即使疫情影响面诊，仍坚持求膏滋方，因其确实得益于膏滋方。病人原本常年口服强心剂、利尿剂，且每年均会数次住院治疗，自服用膏滋方，4 年来不仅未再住院，而且强心剂、利尿剂也均停用，日常活动无喘憋，耄耋老人，还可骑车、种地，长出许多黑发。回顾其 4 年来的膏滋方，皆以辨病证为基础，补肺肾；结合其出生时运气特点与平素体质因素选用相应司天方；结合就诊当年及来年运气特点，尤其冬膏，还要考虑来年初之气的运气特点，选用相应的司天方。这样一来，选定的方子兼顾了天对人的影响、人的体质特点，以及病证表现特点，既可以补不足，泻有余，又可以调体质以应天，实为养生治未病之大法。

案 2　张某，女性，出生于 1990 年 12 月 26 日，初诊于 2018 年 11 月 30 日。

临床表现　月经不调 3 年，常数月不来经，经期有血块，量少，上次来月经时间为 4 月，至今未来。成婚 3 年余，未采取避孕措施，至今未能有孕。平素少腹凉，腰凉，手心热，唇干燥，喜饮水。纳可，大便干燥，数日一行，眠欠佳，易醒，梦多，5 点多醒。舌红，苔少，脉沉。

审象握机思路 病人为育龄期女性，成婚 3 年未受孕，且月经不调，多方求治未获效。

辨病证：病人月经稀发，经期有血块，量少，平素口干，腰腹凉，为冲任虚寒之象，故可用温经汤补冲任、暖子宫，加味大营煎合二至丸益精填髓。

辨人、辨天：病人出生于庚午年，金运太过，少阴君火司天，阳明燥金在泉，为金燥火烈之年，易伤于燥。2017 年（丁酉年）伏燥伤阴，就诊年 2018 年（戊戌年）火运太过，亦灼肺伤津，病人口唇干燥，手心热，大便干燥，即为津伤之象，当用麦门冬汤降火润燥。

病人脉沉，气血不足，当以右归为导，全方养精藏精同时奉生。

膏滋方：温经汤、加味大营煎、二至丸、麦门冬汤合右归丸。

陈东胶 125 g ^{酒炖}，龟甲胶 78 g ^{酒炖}，鹿角胶 60 g ^{酒炖}，大熟地 150 g ^{砂仁泥 40 g 拌炒}，盐车前子 150 g ^包，菟丝子 150 g ^包，别直参 80 g ^{另炖}，紫油桂 40 g ^{后下}，制吴茱萸 100 g ^{开水焯 1 分钟}。

剖麦冬 300 g，香白芷 80 g，法半夏 60 g，钟乳石 80 g，炙桑白皮 120 g，蜜紫菀 120 g，淡竹叶 150 g，炒甘草 100 g，川桂枝 100 g，大川芎 100 g，西当归 100 g，炒赤芍 80 g，炒白芍 80 g，

粉丹皮 100 g，淡干姜 30 g，潞党参 100 g，石楠叶 80 g，上绵芪 100 g，紫丹参 150 g，石菖蒲 100 g，仙灵脾 100 g，盐巴戟天 100 g，覆盆子 80 g，干生地 150 g，女贞子 150 g，墨旱莲 150 g，枸杞子 100 g，炒杜仲 80 g，净萸肉 100 g。

老红糖 250 g，元贞糖 100 g 收膏。

补充分析 对于育龄期女性，调经很重要，该病人精血不足，当以养精血为主，故阿胶量需大。调经多用红糖收膏，为增加甜度，可用元贞糖一起收膏。

二诊时间：2019 年 12 月 3 日。

临床表现 戊戌年服用冬膏后，病人月经 40 天左右一行，近几次 50 天左右一行，量较少，持续 5 天，小腹凉。纳可，大便调，眠欠佳，眠浅梦多。舌偏红，苔少微燥，脉弦。

审象握机思路 辨病证：病人服用戊戌年冬膏后月经虽延期，但还能基本规律来潮，可见其精血亏虚有所改善，月经量较少，可继续予加味大营煎、二至丸益精填髓；仍有小腹凉，冲任虚寒仍需调治，可用温经汤补冲任。

辨人、辨天：病人出生于庚午年，来年为庚子年，均为金运太过，肝木受邪，肝为藏血之会，女子以肝为用，肝血不足，则月经稀发或延期。不论是从调体质，还是从防来年金运太过克伐肝木考虑，都须使用牛膝木瓜汤来强木抗金。另外，病人出生年及来年均为子午之年，为少阴君火司天，阳明燥金在泉，热在上，寒在下，且病人眠浅梦多，舌红苔少，为热在上之象，小腹凉为寒在下之象，故用正阳汤泻热和寒。

病人舌红，脉弦，降藏不足，当以左归为导。全方以养肝藏精和寒热为法。

膏滋方：温经汤、加味大营煎、二至丸、牛膝木瓜汤、正阳汤合左归丸。

陈东胶 125 g ^{酒炖}，鹿角胶 54 g ^{酒炖}，龟甲胶 78 g ^{酒炖}，大熟地 200 g ^{砂仁泥 40 g 拌炒}，盐菟丝子 150 g ^包，盐车前子 150 g ^包，东白薇 60 g ^{姜汁拌炒}，旋覆花 60 g ^包，制吴茱萸 50 g ^{开水焯 1 分钟}。

润玄参 150 g，炙桑白皮 120 g，西当归 150 g，大川芎 120 g，赤芍 80 g，白芍 80 g，怀牛膝 150 g，宣木瓜 200 g，甘枸杞 120 g，明天麻 100 g，厚杜仲 150 g，川桂枝 100 g，粉丹皮 120 g，潞党参 150 g，上绵芪 100 g，石菖蒲 100 g，仙灵脾 120 g，盐巴戟天 150 g，覆盆子 100 g，石楠叶 80 g，紫丹参 100 g，怀山药 200 g，女贞子 150 g，墨旱莲 150 g，油松节 80 g，炒甘草 100 g，大红枣 150 g。

老红糖 300 g，老冰糖 200 g 收膏。

补充分析 病人在服用膏滋方前，多处就诊，坚持服用中药近 2 年，但月经延期未能改善。服用戊戌年冬膏后，月经虽仍有延期，但基本规律。服用己亥年冬膏后，月经按月而至，并于 2020 年顺利怀孕。对于这位病人，膏滋方显示了特有的优势。《素问·阴阳应象大论》指出："形不足者，温之以气；精不足者，补之以味。"此病人即为精不足，故当补之以味，阿胶用量较大。膏滋通过缓慢渗透吸收，营养脏腑之虚，宜于补益精血。而且，通过运气思维指导选方使天人合一，更有助于调体质。

案 3　王某，女性，出生于 1972 年 5 月，就诊于 2018 年 11 月 12 日。

临床表现　就诊当年，病人时有月经推迟数日至 1 个月，每每服用温经汤汤剂则可来经。反复荨麻疹数年，就诊当年时有反复，多在夜晚出现，周身大片红疹、团块。平素便秘，口干苦，时有掌热唇干，眠欠佳，梦多，性急，易疲乏。舌红，苔薄黄燥，脉沉数。

审象握机思路　辨病证：病人天癸将绝，月事不调，冲任不足，精血空虚，故用温经汤调冲任，养精血。另，病人反复荨麻疹数年，晚间瘙痒明显，便秘，舌红，苔薄黄燥，脉数，故用当归饮子养血润燥。

辨人、辨天：病人出生于壬子年三之气，木运太过，又少阴君火司天，阳明燥金在泉，三之气为少阴君火加临少阳相火，其平素掌热唇干，口干苦，眠浅梦多，性急，有风火之象；就诊年之来年为己亥年，厥阴风木司天，少阳相火在泉，可用敷和汤借势泻火平木。就诊时为戊戌年，火运太过，火燥灼伤津液，加重其血枯燥火之势，故见荨麻疹加重，脉沉且数，可用麦门冬汤抑火润燥。

病人血枯燥热，平素易疲乏，脉偏沉，故以右归为导，全方养精润燥，泻火平木，又兼顾奉生之力。

膏滋方：温经汤、当归饮子、敷和汤、麦门冬汤合右归丸。

陈东胶 63 g^{酒炖}，龟甲胶 78 g^{酒炖}，鹿角胶 60 g^{酒炖}，大熟地 150 g^{砂仁泥40g拌炒}，生晒参 50 g^{另炖}，盐车前子 150 g^{包}，盐菟丝子 150 g^{包}，紫油桂 50 g^{后下}，制吴茱萸 100 g^{开水焯1分钟}。

剖麦冬 300 g，香白芷 100 g，炙桑白皮 150 g，法半夏 150 g，蜜紫菀 150 g，钟乳石 80 g，炒甘草 100 g，淡竹叶 120 g，川桂枝 100 g，大川芎 150 g，西当归 120 g，粉丹皮 100 g，赤芍 150 g，白芍 150 g，北五味 150 g，炒枳实 60 g，整生酸枣仁 150 g，青皮 60 g，陈皮 60 g，诃子肉 60 g，淡干姜 60 g，云茯苓 120 g，西枸杞 150 g，怀牛膝 100 g，上绵芪 100 g，西防风 100 g，荆芥 70 g，制何首乌 100 g，白蒺藜 100 g。

饴糖 500 g 收膏。

补充分析 病人服冬膏后，月经规律，4 年后仍未停经。服膏后大半年未发荨麻疹，之后几年偶有轻微荨麻疹，程度轻。月经不调与荨麻疹看似两种疾病，但通过分析其病机，二病实同为血枯燥热所致，随病机选方，再应天应人选用司天方，诸症获解。可见，不论临床所见病人有几种疾病，审定病机是核心。

案 4 张某，男性，出生于 1941 年 12 月 16 日，就诊于 2019 年 12 月 4 日。

临床表现 双膝痛数月，不能单腿站立，腿无力，眼花，腰腿凉麻，背凉，有时头晕，手抖。纳呆，口淡无味，大便黏滞。舌淡暗、胖，苔白腻，脉左尺沉，余脉弦，右侧甚。糖尿病史，口服拜唐苹（阿卡波糖片）及二甲双胍降糖。

审象握机思路 病人就诊时节气已近大雪，其脉仍弦，可见其降藏不够，故可用审平汤作为开路方降阳明，以助下一步冬膏养藏。病人双膝痛，活动受限，为肝不养筋之象；来年为庚子年，庚年为金运太过，肝木易受邪，故可用牛膝木瓜汤，养肝柔筋治肝虚，又防来年金运太过戕伐肝木。腿无力、眼花、腰腿凉麻等为肾气不足之象；病人出身于辛年，辛年为水运不及之年；左尺脉沉，可见其素体肾水不及；水不涵木，肝阳偏亢，可见头晕、脉弦、手抖；此时用五味子汤，既可补肾水不及，又可滋水涵木，补母实子。就诊时当己亥年，己年为土运不及；病人出生于辛巳年，巳亥之年为厥阴风木司天，少阳相火在泉，风气下临，脾气上从；故而病人口淡无味，大便黏滞，可用敷和汤调木土关系。膏滋方中还可合用审平汤，进一步加强降藏。

开路方：审平汤。

制远志 10 g^{先煎1小时}，木蝴蝶 20 g，天门冬 20 g，净萸肉 12 g，炒白术 15 g，白芍 10 g，生姜 10 g，炒甘草 10 g。7 剂，水煎服，日 1 剂。

病人降藏不足，当然以左归为导。膏滋方全方肝肾同补，又调木土，降阳明，养藏奉生。

膏滋方：牛膝木瓜汤、五味子汤、敷和汤、审平汤合左归丸。

陈东胶 63 g^{酒炖}，鹿角胶 60 g^{酒炖}，龟甲胶 78 g^{酒炖}，大熟地 200 g^{砂仁泥40g拌炒}，盐菟丝子 150 g^{包}，盐车前子 150 g^{包}，上肉桂 50 g^{后下}，鹿茸 10 g^{酒炖}，紫檀 60 g^{另炖}。

制远志 80 g，木蝴蝶 150 g，明天冬 150 g，剖麦冬 150 g，净萸肉 150 g，赤芍 80 g，白芍 80 g，炒白术 150 g，北五味 150 g，炒枳实 60 g，炮姜片 60 g，整生酸枣仁 200 g，云茯苓 120 g，青皮 80 g，陈皮 80 g，煨诃子肉 60 g，制附片 40 g，盐巴戟天 200 g，厚杜仲 150 g，怀牛膝 150 g，宣木瓜 200 g，甘枸杞 150 g，明天麻

120 g，油松节 80 g，怀山药 200 g，炒甘草 100 g，大红枣 100 g。

元贞糖 200 g 收膏。

病人服用己亥年膏滋方后，膝关节痛缓解，腿无力改善，可以爬山、打球，腰腿凉也改善，至 2021 年辛丑年回访，病人膝痛未反复。

补充分析　该病人就诊时脉弦明显，已经错过了服用秋膏的时机，故用审平汤开路降阳明，为下一步服用冬膏养藏奉生做准备。对于有些病人，需要先用开路方治疗就诊时的一些症状，或者为随后的膏滋养生做准备。

病人在己亥年出现膝关节痛，除病人素体肾水不足，母虚及子，致肝木不足外，还需考虑 2017 年丁酉年以来的伏燥伤肝的可能性，调治时用五味子汤治其肾虚之本，又借来年之气，用牛膝木瓜汤养肝柔肝，防金克伐。方中使用审平汤，既可降阳明以助藏精，又可防来年金运太过金气横逆。可见膏滋方调体质，既可调先天，又可调现在，还可借来年之气，促来年天人合一。

案 5　胡某，男性，出生于 2009 年 5 月 18 日，就诊于 2019 年 12 月 3 日。

临床表现　好动，消瘦，身高偏低，注意力不集中，膝痛时发。纳少，大便溏，每日 1~2 次，眠可。舌胖，有齿痕，苔薄，脉弦。

审象握机思路　儿童身材矮小与先天、后天有关，而治疗干预主要从后天入手，脾胃为后天之本，故调脾胃是关键。这位男孩平素纳少、便溏、消瘦，为脾虚不能运化吸收精微物质；出生于己丑年，土运不及，太阴湿土司天，太阳寒水在泉，可见其素体脾土不及。就诊时间为己亥年，正当土运不及之年，辨天、辨人、辨病证都指向脾土，故可用就诊年的白术厚朴汤调体质，治脾虚，补后天。患儿明显好动，出生时为己丑年二之气，客气、主气均为君火；来年庚子年，少阴君火司天，故需考虑其中的君火因素，选用正阳汤。另外，张锡纯用资生汤治疗痨瘵赢弱，饮食减少；孙思邈用孔子大圣枕中方、令人不忘方潜阳安神定志，治疗好忘。顾植山老师将资生汤、大圣枕中方、令不不忘方三方合而为小儿资生汤，治疗小儿多动症、消瘦、多汗、注意力不集中等。此患儿存在注意力不集中、消瘦、好动，故可用此合方，进一步健运脾胃，同时滋阴潜阳，助君火潜藏。全方以降藏为法，故用左归丸。

膏滋方：白术厚朴汤、正阳汤、小儿资生汤（资生汤、孔子大圣枕中方合令人不忘方）合左归丸。

龟甲胶 78 g^{酒炖}，鹿角胶 48 g^{酒炖}，大熟地 150 g^{砂仁泥 30 g 拌炒}，盐菟丝子 150 g^包，盐车前子 150 g^包，东白薇 50 g^{生姜汁拌炒}，陈旋覆花 50 g^包。

炒白术 150 g，川厚朴 60 g，广木香 60 g，法半夏 40 g，川桂枝 80 g，炮姜片 50 g，润玄参 150 g，炒鸡内金 80 g，怀山药 150 g，炒牛蒡子 80 g，生龙骨 150 g，生牡蛎 150 g，制远志 60 g，石菖蒲 100 g，冬桑叶 100 g，朱茯神 100 g，怀牛膝 100 g，宣木瓜 150 g，净萸肉 100 g，甘枸杞 100 g，炙桑白皮 150 g，西当归 100 g，大川芎 100 g，赤芍 60 g，白芍 60 g，生姜片 50 g，炒甘草 100 g，大红枣 100 g。

老冰糖 400 g 收膏。

服用冬膏后，至 2020 年冬复诊，男童身高增长 10 厘米，体质改善，纳食好，大便成形，学习成绩提升。

补充分析 本案例中患儿 10 岁，身高偏低，因此没有自信，家人试着来求膏滋方，看能否改善其身高，结果第二年孩子身高增长超出家人预期，孩子身体、心智都有改善，学习成绩也有明显提高。可见，膏滋不仅可以治病，也可以养生治未病。

膏滋方的理论基础来源于《黄帝内经》的"冬藏精"思想，运用明清命门学说、左归、右归理念，并结合五运六气"必先岁气，毋伐天和"，司天、司人、司病证，抓病机、定治则、选方药，顺应一年四季生、长、化、收、藏的规律，以"乘冬日闭藏之令，树春夏生长之基"，形成了以藏精、奉生为宗旨的"龙砂奉生膏方"。从以上案例可见，龙砂膏滋方中常选用三因司天方来借天发力调体质、调天人关系，也会运用经方、时方。膏滋方不以对抗思维治疗疾病，而是在调天人合一的过程中使疾病得以改善，达到"不治病而病自愈"的效果，体现治未病的理念。在运气思维指导下，膏滋方章法严谨，格局高远，是"天人合一"思想在中医治未病实践中的真实体现和实际应用。

后 记

运与气是不可割裂的，阴阳动态变化而生六气，六气化生万物，万物之多不可胜数，但其动态规律都可以归纳为五行的生、长、化、收、藏。虽然我们在学习和了解运气特点时，是分别学习运的太过与不及，以及六气不同的司天、在泉的，但在《黄帝内经》条文中常同时言运及气。在描述岁运的时候，常会提到上临司天不同时的情况。所以，当我们在观察自然的气象、物象时，要综合运与气的多重因素进行分析，但最主要的还是以象为准。在观察分析病人病情之时，要结合其发病和就诊时的运气特点，还要分析病人出生时的运气特点与他平素体质的相关性，最重要的，是要将病人临床表现的证象、脉象，与其出生、发病、就诊时的运气特点进行综合分析，查找其间的相关性，以明确病机，然后随病机选方用药。

为何古人未对五运十方进行加减，却对六气司天方根据六步客主加临而做相应加减？马莳指出："诸五运皆有定纪者，阴静有常也。六气少有定纪者，阳动多变也。""天地六位之化，各守常位，生病各当本处。"六气是动态变化的，所以六气司天方会有相应的加减。五运属阴，静而有常，自然界万物均可以归纳为生、长、化、收、藏（木、火、土、金、水）的周期规律，每一年的大运是相对稳定的，所以五运十方并没有加减。六气属阳，动而多变，随气六步客主加临不同而民病不同，所以六气方有相应的加减。

同样的年份，运气特点相同，但并非所有人都会生病。为什么有些人会生病呢？这当然与其自身的体质特点相关。所以我们才会从天、人、邪三个层次来综合分析，审证握机。《素问·气交变大论》云："气相胜者和，不相胜者病，重感于邪则甚。"马莳注解："此言民病之生，亦存乎人之所感也……人之气与岁气相胜，则病不生而为和，否则病生，又否则重感于邪而病更深矣。"可见，辨病证重要，辨人、辨天同样重要！

学习五运六气，运用运气思维诊治，就不会再局限于千变万化的病症，而是动态观察人与自然的变化，察节律，审病机，执简驭繁。三因司天方的挖掘应用，为临床提供了有力支撑。灵活应用三因司天方，可为临床医生助力，更可造福广大病人。

张丽

2022 年 10 月